老警官幸福生活指南丛书

老有所医——

安全健康度晚年

公安部离退休干部局 编

群众出版社
·北京·

图书在版编目（ＣＩＰ）数据

老有所医：安全健康度晚年/公安部离退休干部局编.
—— 北京：群众出版社，2013.1
（老警官幸福生活指南丛书）
ISBN 978-7-5014-5064-0

Ⅰ.①老… Ⅱ.①公… Ⅲ.①老年人－保健－基本知识 Ⅳ.
①R161.7

中国版本图书馆CIP数据核字（2012）第256757号

老警官幸福生活指南丛书

老有所医

——安全健康度晚年

公安部离退休干部局　编

出版发行：群众出版社
地　　址：北京市西城区木樨地南里
邮政编码：100038
经　　销：新 华 书 店
印　　刷：北京通天印刷有限责任公司

版　　次：2013年1月第1版
印　　次：2013年1月第1次
印　　张：15.5
开　　本：880毫米 ×1230毫米 1/16
字　　数：208千字

书　　号：ISBN 978-7-5014-5064-0
定　　价：45.00元

网　　址：www.qzcbs.com
电子邮箱：qzcbs@sohu.com

营销中心电话：010-83903254
读者服务部电话（门市）：010-83903257
警官读者俱乐部电话（网购、邮购）：010-83903253
公安综合分社电话：010-83901870

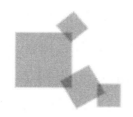

出版说明

公安机关广大离退休干部是党和国家的宝贵财富。他们为中国革命、建设、改革事业，为人民公安的建设和发展，建立了不朽的功勋。历届公安部党委始终高度重视离退休干部工作，始终坚持把离退休干部工作置于公安工作大局的战略高度来研究，摆到公安队伍建设健康发展的长远角度来推进，始终对老同志政治上尊重、思想上关心、生活上照顾、精神上关怀，不断为老同志老有所养、老有所医、老有所教、老有所学、老有所为、老有所乐创造良好条件，使他们身心安康、神情愉悦地享受幸福的晚年。

截至2012年年底，公安部机关离退休干部有近1200人，加上部属教育、科研、文化等直属单位的离退休人员，总数已达数千人，而且以后逐年都将有一批干部职工从工作岗位退休。为了满足公安部机关广大离退休干部日益增长的精神文化需求，引导大家以积极、健康的心态安排好退休后的晚年生活，达到老有所学、老有所乐，陶冶情操、颐养天年的目的，公安部离退休干部局与群众出版社共同策划、组织编写了这套"老警官幸福生活指南丛书"，包括:《老有所养——养老生活新理念》、《老有所医——安全健康度晚年》、《老有所学——多才多艺好心情》、《老有所乐——老警官爱唱的歌》，共四册。为使这套丛书贴近生活、贴近实际，真正为老警官所喜欢，我们先后两次召开有离退休干部代表参加的座谈会，对策划方案和编写大纲进行反复研究修改。除了聘请相关领域的专家学者撰稿外，还邀请学有专长的老警官亲自担任部分篇章的作者。初稿形成后，我们又在一定范围征求了老干部和老干部工作者的意见、建议，对书稿进行了认真审校，最终将这套丛书呈送到您面前。

这套丛书以体现生活理念，激发生活情趣，教会生活技巧，提供生活指南为原则，力求对老警官们的退休生活有所教益。《老有所养》主要介绍了老年人养老生活的新理念、新方式；《老有所医》介绍的是看病就医、科学养生方面的常识；《老有所学》介绍了书法绘画、吹拉弹唱、运动健身等方面的知识与技巧；《老有所乐》则收录了100首适合老警官合唱或独唱的红色歌曲、中外民歌等经典曲目。

这套丛书自2012年3月正式启动编写工作，能够在较短时间内顺利出版，中国人民公安出版社的领导和编辑人员付出了辛勤的努力，也得到公安部第一研究所、中国人民公安大学等单位老干部工作部门及部机关许多离退休老警官的大力支持和帮助，在此表示诚挚的感谢。由于经验不足、水平有限，书中某些缺欠在所难免，敬请读者批评、指正并予谅解。

编者
2013年1月

致老警官

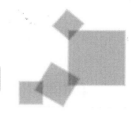

朋友，你好！当你翻开这套《老警官幸福生活指南丛书》时，衷心祝你老有所养、老有所医、老有所学、老有所乐！

人生如日，有起有落。面对夕阳晚景，人们的心境各有不同。从"夕阳无限好，只是近黄昏"，我们看出了李商隐的惆怅、无奈；从"莫道桑榆晚，为霞尚满天"，我们看到了刘禹锡的怡然、从容；而通过《夕阳红》的词与曲，我们则真切感受到了当代老年人无限美好的、令人沉醉的不了情。或许你已两鬓斑白，或许你已步履蹒跚，虽老，你也是老当益壮！七十岁的你，就是"七零后"；八十岁的你，就是"八零后"；九十岁的你，就是"九零后"。

在你们中间，不管是老张老王或是李老赵老，不论是退而不休还在发挥余热抑或是在含饴弄孙颐养天年，你们的人生路上一定还会有灿烂的春光，你们的心中都还有挥之不去的公安情怀。你们时时惦记着公安工作继往开来的新航程；你们时时期待着公安队伍气象万千的新面貌，你们也时时关注着公安事业与时俱进的新发展，因为你们是老公安！而"革命人永远是年轻"！正如一首诗写的那样：

年轻的战友们啊，

你们年轻，

我们也年轻。

你们年轻总是写在脸上，

我们年轻总是藏在心房。

你们做梦，

我们也做梦。

你们做梦充满了奇思妙想，

我们做梦常常是豪情万丈。

你们有爱情，

我们也有爱情。

你们的爱情讲究的是热情奔放，

我们的爱情讲究的是日久天长。

你们是财富，

我们也是财富。

你们的财富在于青春作伴前途无量，

我们的财富在于历尽苦难饱经沧桑。

你们是太阳，

我们也是太阳。

你们是一轮火红的朝阳，光芒万丈，

我们是一抹绚丽的夕阳，同样灿烂辉煌。

朝阳和夕阳，都是红太阳！

朋友，当你走进夕阳、步入人生的黄昏时，别忘记，你们也曾意气风发、也曾辉煌豪迈，你们把秀发和青春献给了共和国每一天的晨钟暮鼓。你们经历过枪林弹雨，身经百战。社会治安，有你们辛勤的汗水；刑事破案，有你们脚步的奔忙；公安科技，有你们增添的含金量；队伍建设，有你们的语重心长。你们"干了一辈子革命工作，也该歇歇了"。从今天起，卸下工作的行囊，安度晚年，做一个"老有所养，老有所乐，老有所学，老有所为"的幸福的"闲"人！

"但得夕阳无限好，何须惆怅近黄昏。"请从捧起这本书开始，细细品味你温馨从容、丰富多彩、绚烂多姿的离退休生活。

祝你健康、长寿！

目 录

老有所医

目
录

第一部分　快乐生活

第一章　做好心理调适　迎接退休生活

一、警察职业易造成的职业心理问题

联合国世界卫生组织（WHO）把健康定义为："不但是身体没有疾病或虚弱，还要有完整的生理、心理状态和社会适应能力。"该定义为"健康"赋予了新的内涵，它要求人们不但要重视生理因素，也要重视心理社会因素。有鉴于此，"心理健康"问题已成为全球瞩目的课题，警务工作的特殊职能决定了其面临的心理健康问题较一般社会成员更加突出。警察作为国家机器的重要组成部分，拥有国家法律赋予的较大的执法权与执法空间，但同时警察又是一个具有高应激性、高对抗性和高危险性的职业，警察在退休后应正视心理健康问题，针对其产生的原因与表现采取一系列的措施加以矫治，以保证老警官退休后的幸福生活。

（一）心理压力过大

警察职业造成过大的心理压力严重影响警察个体的身体、心理、家庭关系，以及工作的开展。高压力的工作性质，常引起警察自身的生理、心理应激反应，而长期处于生理、心理应激状态的警察个体，比较容易产生各种各样的心理障碍。据统计，警察群体中有10.56%的个体存在不同程度、不同类型的心理障碍，有2.11%的警察有严重的心理障碍。这些心理障碍主要表现为：强迫症状、敌对性、偏执、抑郁、焦虑、人际关系敏感等。有调查显示，警察团体的焦虑和抑郁情绪最为严重，且很少向他人和专业心理咨询机构倾吐心声。

警察职业的性质和特点决定了其在执行任务时要面临两种心理压力：一方面是犯罪嫌疑人对警察可能造成的身体伤害，另一方面是警察伤害犯罪嫌疑人后受到的心理刺激。这些心理压力如果没有适当的途径发泄，日积月累将形成心理问题。

（二）生活不规律

警察患病原因与长期精神压力大、饮食无规律、居无定所、正常的睡眠和休息时间难以保障等有很大的关系。

由于警察特殊的工作性质，长期饮食不规律，容易造成生物钟紊乱。巨大的工作压力和长期饥饿会导致胃酸分泌过多，出现溃疡。胃肠长期处于紧张状态，容易引起恶心、胃胀、胃痛。加班、熬夜后，急于填饱肚子，睡前大量食物停留在胃肠中，容易引起肥胖和消化不良。

（三）工作强度大

警力不足、工作强度大，是造成民警积劳成疾的主要原因。

公安工作具有高危险、高强度、快节奏及现阶段完成工作任务需要民警超负荷运行的特点，国内一线民警平均每天工作10小时以上，平均3周才能休息1天。医学研究表明，人在过度疲劳、精神紧张的情况下，常伴有睡眠质量差等问题，这就容易导致心脑血管问题，失眠、少眠容易引起血压、血糖、血脂的"三高"，进而导致失眠患者出现心脑血管疾病。常年的超负荷运转，得不到充分的休息和调整，致使不堪重负，积劳成疾，警察的身体必然会受到损害。

经常接触社会阴暗面，社会、家庭消极因素综合作用无法缓冲，给他们造成了巨大的心理压力。心理影响情绪，情绪引导心态，心态决定处事。调查发现，因民警长期超负荷工作，身心得不到休整，健康呈现"三多"状态，即基层领导患病多，业务骨干患病多，一线民警患病多。

（四）职业的特殊性

"时时有流血，天天有牺牲"，人们经常用此来形容警察职业的高风险。

近年来，违法犯罪暴力化倾向日益严重。一些犯罪分子由于各种各样的原因，心理严重失衡，一旦遇到偶然因素的刺激，就铤而走险，采取极端行为实施犯罪、报复社会，遇到抓捕时穷凶极恶，动辄使用枪支弹药、刀具等凶器对抗法律，导致民警伤亡较为严重。

有关专家建议，警察队伍的政治学习、党风廉政教育和职业教育是不可缺少的。同时，必须强化"以人为本"的理念，形成符合警察各种需求的、既利于公安工作又有益于警察健康的制度，使其心情舒畅地工作，努力降低其面临的职业风险；还要加强对警察的心理知识、心理素质、应对技巧的培训，并建立心理危机干预系统，对他们进行及时的心理疏导，以保证人民警察的身心健康。

上述所属警察职业特点及各种压力，为警察退休后的生活打下了深深的烙印，是各种疾病发生的诱因，严重影响了警察的身心健康。

二、退休生活四阶段

孟子云：生于忧患，死于安乐，就是指我们要时刻保持着对环境变化的警醒，并随时能够做出反应行动的思想状态。然而，有一种危机却常常被我们有意无意地忽略，那就是似乎离大多数人都还很"遥远"的养老危机。据中国社会科学院预测，到2025年，我国65岁以上的人口将超过15%，其比重将超过14岁以下少儿人口的比重。中国正面临"未富先老"的尴尬局面。中国在经历一代人后，便会成为人口老龄化国家。所以，我们今天提出，要圆满规划退休生活。

从在职到退休，一般要经历以下四个阶段：

第一阶段，准备期。这是向退休过渡的一个时期。自愿退休的人抱以期待的心情，而不愿退休的人则相反。国内45~50岁的人就应该考虑自己的退休问题，这一时期必须做好资产积累，使你每个月的收入减去支出还有盈余。美国发生经济危机的原因就是没有做好资产的累积。人们觉得这个世界永远就是这样富裕，没有想到会发生金融风暴。我们国家最大的好处就是资产储蓄率很高，对掌握好个人理财有非常好的环境。老警官一定要合理规划，使自己能够有尊严地退休。

第二阶段，退休期。愿意退休的人心情舒畅，兴高采烈，不愿退休的人心情郁闷，易动肝火。55~60岁是人体生理变化较大的时期，退休作为人生的一大转折点，一定要审慎从事，淡定地处理一些问题，做到心情平静，精神愉悦，切忌心情抑郁或暴喜暴怒。

第三阶段，适应期。退休后，工作压力的消失，作息时间的改变，人际关系的变化，使一些没有作好心理准备的老警官感到怅然若失，手足无措，从而产生孤寂之感，有的甚至还患上了心理失调，这就是所谓的"退休综合征"。这种消极的心理状态对身心健康是很不利的，参加一些娱乐活动是延年益寿的重要手段。

第四阶段，稳定期。经过一年左右的适应期，老警官在思想认识和情感上都能比较冷静而客观地对待退休。与此同时，逐渐建立了新的生活秩序，譬如培养对绘画、书法、音乐、诗词等艺术的爱好，可以消除孤单与寂寞，陶冶情操。从而形成一套与退休角色相适应的生活方式，享受晚年的幸福生活。

从退休后的生活方式出发，笔者觉得真正圆满的退休生活是要达到"五老"：第一，你能够执子之手，与子偕老，能够有一个陪伴的"老伴"；第二，大家能够经常和"老友"聊聊天；第三，一个老家，不是具体的HOUSE，而是一个HOME，你的孩子都很想要回来的"家"；第四，老命，就是身体一直保持健康，而不是年轻时候用健康来拼财富、退休时候用钱来买健康；第五，是"老本"，在退休的规划里面，老本是累积足够的经济条件，能够让自己在退休之后还能够享受生活，让自己的孩子想回到老家，能和老伴、老友在一起开开心心地过好每一天。

有关专家表示："一个安全有保障的养老生活需要早期和妥善、周全的规划。即使不少人以为已经拥有了自己制订的计划，但是根据实际现状和我们的经验来看，这些计划往往还有许多不足之处，而这些不足之处会直接对养老目标是否能够顺利实现产生决定作用。我们认为，规划退休生活，需要尽早进行，并且坚持理性和长期的投资理念，同时还可以从保险公司等专业机构中寻找到切实的帮助。"

三、心理健康十条标准

第三届国际心理卫生大会认为，心理健康的标志是：

第一，身体、情绪十分协调；第二，适应环境，人际交往中能彼此谦让；第三，有幸福感；第四，在职业工作中，能充分发挥自己的能力，过着有效率的生活。

据此，我国心理学专家提出了心理健康的十条标准：

①周期节律性。人的心理活动在形式和效率上都有着自己内在的节律性，比如白天思维清晰，注意力集中，适于工作；晚上能正常进入睡眠，以便养精蓄锐。如果一个人到了晚上就睡不着觉，那表明其心理活动的固有节律处在紊乱状态。

②意识水平。意识水平的高低，往往以注意力水平为客观指标。如果一个人不能专注地思考问题，思想经常开小差或者因注意力分散而出现工作上的差错，就有可能存在心理健康方面的问题了。

③暗示性。易受暗示的人，往往容易被周围环境影响，从而引起情绪的波动和思维的动摇，有时表现为意志力薄弱。他们的情绪和思维很容易随环境变化，精神活动有不太稳定的特点。

④心理活动强度。这是指对于精神刺激的抵抗能力。一种强烈的精

神打击出现在面前，抵抗力弱的人往往容易留下后患，可能因为一次精神刺激而导致反应性精神病或癔症，而抵抗力强的人虽有反应但不致病。

⑤心理活动耐受力。这是指人的心理对于现实生活中长期、反复出现的精神刺激的抵抗能力。这种慢性刺激虽不似一次性刺激那样强大、剧烈，但却久久不易消失，几乎每时、每日都缠绕着人的心灵。

⑥心理康复能力。由于人们各自的认识能力、经验不同，从一次打击中恢复过来所需要的时间也会有所不同，恢复的程度也有差别。这种从创伤、刺激中恢复到往常水平的能力，称为心理康复能力。

⑦心理自控力。情绪的强度，情感的表达，思维的方向和过程都是在人的自觉控制下实现的。当一个人身心十分健康时，他的心理活动会十分自如，情感的表达恰如其分，词令通畅，仪态大方，既不拘谨也不放肆。

⑧自信心。一个人是否有恰当的自信心是精神健康的一种标准。自信心实质上是一种自我认知和思维的分析综合能力，这种能力可以在生活实践中逐步提高。

⑨社会交往。一个人与社会中其他人的交往能力，也往往标志着一个人的精神健康水平。当一个人毫无理由地与亲友断绝来往，或者变得十分冷漠时，就构成了接触不良。但如果过分地进行社会交往，也可能处于一种狂躁状态。

⑩环境适应能力。环境是指人的生存环境，包括工作环境、生活环境、工作性质、人际关系等。人不仅能适应环境，而且可以通过实践和认识去改造环境。

将这十条标准综合起来考查，就可以看出一个人的心理健康水平。

四、心理健康小测试

美国哈佛大学著名精神病学家弗列曼教授认为："人们患病的原因，心理因素占了很大比例。"《养生大世界》刊文指出，世界卫生组织认为心理健康比躯体健康的意义更重要。现在将测定心理老化的15个问题列出，你也不妨来测测：

①是否变得很健忘？

②是否经常束手无策？

③是否总把心思集中在以自己为中心的事情上？

④是否喜欢谈起往事？

⑤是否总是爱发牢骚？

⑥是否对发生在眼前的事漠不关心？

⑦是否对亲人产生疏离感，甚至想独自生活？

⑧是否对接受新事物感到非常困难？

⑨是否对与自己有关的事过于敏感？

⑩是否不愿与人交往？

⑪是否觉得自己已经跟不上时代？

⑫是否常常很冲动？

⑬是否常会莫名其妙地伤感？

⑭是否觉得生活枯燥无味，没有意义？

⑮是否渐渐喜好收集不实用的东西？

如果你的答案有七条以上是肯定的，那就表明你的心理出现老化的危机了，需要小心保护自己的心理了。

五、心理衰老十大早期信号

年龄是个若隐若现的生理魔鬼，它看不见，摸不着，但它却时时在你眼前晃荡。不要老揪住自己的年龄不放，这是生命法则。事实证明，忘掉自己的年龄，反而可以延缓衰老。心理学家总结出了心理衰老十大早期信号。

①**办事效率低。**记忆力明显下降，优柔寡断，缺少朝气，做事总要磨磨蹭蹭，一拖再拖。

②竞争意识退化。对事业没有创新思维，常感到空虚乏味，尤其是脑力劳动者，越来越感到力不从心。

③自卑心理。一个人独处时，常常会长吁短叹，面对外面的世界，往往感到自己已经落伍了。

④反应异常。一方面，有时候对人际关系特别敏感，总觉得周围的人在与自己过不去，疑窦丛生；另一方面，有时想置身于众人之外，对发生在自己身边的事视而不见，反应冷漠。

⑤固执己见。不管做什么事情，都想以自己为中心，按自己的意愿行事。

⑥疏散懒惰，精神不振。常感到精力不支，好静恶躁，睡意绵绵，经常靠喝酒来强打精神。

⑦性格孤僻。喜欢独来独往，我行我素。尤其是不愿意面对陌生人，常借口逃避与陌生人的接触。

⑧思维迟钝。面对突发事件时，往往束手无策，慌张无主，不知怎么办才好。

⑨情绪恍惚。喜欢沉湎于对往事的回忆中，感情脆弱，情绪时冷时热，对那些没有什么价值的东西反而兴趣浓厚。喜欢唠叨，又不管他人爱听不爱听。

⑩性情急躁。生活中越来越容易感情用事，言行中理智成分越来越少。更容易曲解他人好意，听不进别人意见，不冷静。

以上情况符合三条以上就易心理衰老。

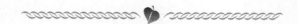

第二章　重视心理健康　乐享晚年生活

一、养生先养心

有人说："高官不如高薪，高薪不如高寿，高寿不如高兴。"养生贵在养心，这是中国传统的养生理念。养心，就是调整心态，尤其是日常生活的心态。《黄帝内经》将养生与治理国家相比，说心是君主之官，人的精神状态就是君主，君主开明则国家协调。养生也是一样，心态好，就长寿，心态不好，就生病。

国民党元老陈立夫先生2001年2月8日去世，终年103岁。其养生48字诀为："养身在动，养心在静，饮食有节，起居有时，物熟始食，水沸始饮，多食果菜，少食肉类，头部宜冷，足部宜热，知足常乐，无求乃安。"

著名的佛学大师、中国佛教协会会长、著名的社会活动家赵朴初先生因病于2000年5月21日在北京逝世，享年93岁。他在92岁时作《宽心谣》一首：

日出东海落西山，愁也一天，喜也一天；

遇事不钻牛角尖，人也舒坦，心也舒坦；

每月领取养老钱，多也喜欢，少也喜欢；

少荤多素日三餐，粗也香甜，细也香甜；

新旧衣服不挑拣，好也御寒，赖也御寒；

常与知己聊聊天，古也谈谈，今也谈谈；

内孙外孙同样看，儿也喜欢，女也喜欢；

全家老少互慰勉，贫也相安，富也相安；

早晚操劳勤锻炼，忙也乐观，闲也乐观；

心宽体健养天年，不是神仙，胜似神仙。

赵老的宽心谣说的都是平常的生活，但字里行间却洋溢着老人对生活的热爱，朴实无华的字句却道出生活的真谛。

现如今，生活压力让很多人越来越情绪化，恐惧、焦虑、内疚、压抑、愤怒、沮丧……这些消极情绪不仅带来心理上的变化，还会对身体器官发起"攻击"。也许你自己还没有意识到，但身体却早早地亮起了"红灯"。有研究指出，70%以上的疾病都和不良心态有关。长时间陷入不良情绪中不能自拔，就会对健康产生不良影响。

健康的本质就在于身心和谐。要做到身心和谐，就要善于调节情绪，保持稳定的心态，还要学会改变消极情绪，以积极的心态来看问题，达到心理平衡。古人云："养生贵在养心"，意即通过养心来保持身体健康。想要有一个健康的身体，首先要有一个良好的心态，即把任何事情看得淡然、平和一点，尽可能地减少个人私欲，不为身外之物所动，尽量使自己乐观愉快，随遇而安。

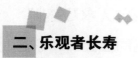

二、乐观者长寿

俗话说："肩上百斤不算重，心头四两重千斤。"不良心态如同重担，长期在压抑状态下，身体抵御疾病的能力下降，比如，有的人患上病，尤其是重病后，往往会胡思乱想，想明天会怎么样，病会怎样发展，甚至会想家里事、身后事等，如此，往往会使自己心理负担过重，恐惧、忧郁随之而来，更会使肌体神经系统失去平衡，代谢系统发生紊乱，免疫抗病能力进一步降低，于身体康复十分不利。

美国的一项调查研究发现，开朗外向的性格能助人长寿。考虑到百岁老人年事已高，为顺利完成整个研究过程，研究人员并未直接研究百岁老人，而是退而求其次，追踪调查246名百岁老人的子女。他们的平均年龄也高达75岁。

这项调查的负责人说，研究显示长寿老人的子女与普通人相比性格更外向，"他们通常更善社交，容易建立友谊，把友谊视作'安全人际网络'"。不难发现，长寿女性更能与他人产生共鸣，善于与人合作，这样一旦她们有难，就能获得多方支援。

调查显示，长寿人士不仅在社交上更胜一筹，他们的精神也更为放松，这使他们更善于应对压力。长寿男女的神经敏感程度弱于普通人，这使他们面临压力时更从容不迫。如果一个人性格开朗，则更易广交好友，也就更会照顾自己，因此也更容易渡过难关。

从研究中可以看出，多社交、少紧张有利健康。这一研究也表明，当我们分析影响长寿的内部基因因素和外部环境因素时，不能忽视性格因素。

还有一项研究显示，母亲的性格可能对子女是否长寿产生影响。研究人员调查了近2.8万名挪威母亲，发现如果母亲性格焦虑、心情抑郁、脾气暴躁，她们倾向于让孩子吃下大量巧克力、碳酸饮料和薄饼等不健康食品。由于人们即使成年也很难改掉童年时养成的饮食恶习，因此他们更可能短寿。

对于生活压力很大的现代人来说，让自己保持一个平和开朗的心态很重要，知足者长乐，乐观者长寿。

三、保持心理健康的标准

综合国内外心理学专家对老警官心理健康标准的研究，结合实际情况，我们认为，老警官心理健康的标准基本可以从五个方面评定：

第一，有正常的感觉和知觉，有正常的思维，有良好的记忆。在判断事物时，基本准确，不发生错觉；在回忆往事时，记忆清晰，不发生大的遗忘；在分析问题时，条理清晰，不出现逻辑混乱；在回答问题时，能对答自如，不答非所问；在平时生活中，有比较丰富的想象力，并善于用想象力为自己设计一个愉快的奋斗目标。

第二，有健全的人格，情绪稳定，意志坚强。积极的情绪多于消极的情绪，能够正确评价自己和外界的事物，能够控制自己的行为，办事较少盲目和冲动。意志力非常坚强，能经得起外界事物的强烈刺激。在悲痛时能找到发泄的方法，而不至于被悲痛所压倒。在欢乐时能有节制地欢欣鼓舞，而不是得意忘形和过分激动。遇到困难时，能沉着地运用自己的意志和经验去加以克服，而不是一味地唉声叹气或怨天尤人。

第三，有良好的人际关系。乐于帮助他人，也乐于接受他人的帮助。在家中，与老伴、子女、儿媳、女婿、孙子、孙女、外甥等都能保持情感上的融洽，能得到家人发自内心的理解和尊重。在外面，与过去的朋友和现在结识的朋友都能保持良好的关系。对人不求全责备，不过分要求于人，对别人不是采取敌视态度，而从来都是以与人为善的态度出现。无论在正式群体内，还是在非正式群体内，都有集体荣誉感和社会责任感。

第四，能正确地认知社会，与大多数人的心理活动相一致。如对社会的看法，对改革的态度，对国内外形势的分析，对社会道德伦理的认识等，都能与社会上大多数人的态度基本上保持一致。如果不是这样，那就是不接纳社会，与时代前进的步伐不能同向、同步。

第五，能保持正常的行为。能坚持正常的生活、学习、娱乐等活动。一切行为符合自己在各种场合的身份和角色。

以上这五个方面只是界定老警官心理健康的基本标准。因为许多国内外专家学者从自己研究的角度提出了许多具体标准。但无论多少标准，都不约而同地认为最重要的一条是"基本正常"，即说话办事、认识问题、逻辑思维、人际交往等都在正常状态之中。只要不偏离"正常"的轨道，那么，其心理健康就是达标的。

四、保持心理健康的"十个要"

身心愉快，成为健康的新概念。人在愉快时，机体分泌有益的激素，神经递质、有些酶的活性也大大增加。这些物质可以增加神经的兴奋性，调节脏器的功能，增强体质。保持心理健康，要做到下面的"十个要"。

一要和睦

和睦的家庭，是沙漠中的绿洲，是风浪中的港湾，是夫妻间的心理诊所，漫漫人生路，再没有比家更温暖的去处了。有道是："世上只有家最好，男女老少离不了。男士没家死得早，女士没家容颜老。有家看似平淡淡，没家立刻凄惨惨。外面世界千般好，不如回家乐逍遥。"一个和睦的家庭，是维持健康极其重要的条件。恩爱的夫妻生活，能带来许多乐趣，也是健康的重要支柱。

二要俏丽

有人调查，90%以上讲究穿着的老人，要比实际年龄显得年轻，关键是"我还年轻"的心理对健康有利。深圳有一位老人平时喜欢穿着紧身小袄，白皮鞋，头发盘得很高。她经常在公园跳舞，开始别人看不惯，称她为"老妖怪"，后来大家被她热爱生活的精神所折服，改称她为"俏老"。享年99岁高龄的书法家武中奇先生也很讲究穿着，即使在患膀胱癌住院期间，他只要出病房，必定一头银发一丝不乱，并要在病号服外披上一件时尚的外衣，于是，护士们都叫他"帅爷爷"。而每听到这句话，老人就特别开心。

三要助人

积极发挥余热，为社会作贡献。比如，积极参与社区公益活动，参加社会慈善活动，能让人开心。因为"我还有用"的心理对健康有利。美国密歇根大学对全美884名65岁以上的老年人进行调查，结果发现，那些认为对所充当的重要社会角色感到心满意足的老警官，一般寿命都比较长。所以，老警官开展的对青少年的教育、维护社区治安、社区义务劳动等，都是有益身心的活动。

四要交友

实验证明，孤独寂寞的生活容易催人老。日本琦玉大学医学院的学者曾做过这样的动物实验：将老鼠分成1只、2只、5只、14只来饲养，有若干个小组，每组都是同种性别，然后观察每组老鼠的寿命。结果发现，1只的那个组老鼠明显短寿。不到100天，雄鼠中有40%死亡，雌鼠有50%死亡。而其他各组，雄鼠平均460天死亡，雌鼠平均500天死亡。美国耶鲁大学医学院对7000名成人作9年跟踪调查，结果发现社交广泛者要比孤僻者死亡率低得多，分别是男性43.5%，女性35.2%。

从百岁老人的心理特征来看，他们大多能与周围的人建立良好的人际关系，善于关心他人，同时，也受到身边的人的关照。因此老警官共同生活有利健康。

五要娱乐

在北京的景山公园中，每天都聚集着许多老人，或是大合唱，或是对唱，或是独唱，有人唱花腔女高音，有人唱京剧，也有人大唱革命歌曲。南京紫金山的清晨，也到处充满歌声。在歌声中，心灵得到净化，尤其是当年的老歌，能给老人带来当年的美好回忆，能激起对生活的热爱。研究发现，老人常弹琴（包括钢琴、风琴、手风琴、电子琴、六弦琴等）有明显的延缓大脑衰老的效果。

除唱歌、弹琴外，跳舞、书法、画画、上网、下棋、垂钓、饲养宠物、种花、旅游、读小说等，均能移情怡性，让人愉快。

在各项娱乐中，笔者特别提倡跳舞。这是经济有效的健身方法，是有韵律的、社交性的活动，可以使身体放松、血压下降、心情愉快。许多跳舞的老警官有这个体会，一跳舞，特别是哪天发挥得好，围观的人多，一高兴，原来的关节痛、胸闷腹胀等不适感就全没了。这是什么道理呢？是因为人高兴了，激发了体内一种叫内啡肽的神经递质的大量分泌，这种物质，能止痛，能让人愉悦。所以，笔者建议老警官多跳舞。迪斯科可能运动量大了点，但对于那些慢三、慢四拍的舞蹈，老人可以跳。特别是有好的场地，有优美的舞曲，有优雅大方的舞伴，你的心情一定不错！

六要说笑

说俏皮话、笑话、家常话，说趣事、稀奇事、新鲜事，健脑又开心，延缓衰老，防止痴呆。2005年去世的启功先生，享年90岁。他一生道路坎坷，无子女，老伴逝世后，他依然诙谐幽默。在66岁生日那天，他给自己写了墓志铭："中学生，副教授。博不深，专不透。名虽扬，实不够。高不成，低不就。瘫偏左，派曾右。面微圆，皮欠厚。妻已亡，并无后。丧犹新，病照旧。六十六，非不寿。八宝山，渐相凑。计平生，曰陋。"全文充满了谐趣，可见启功先生之幽默和大度。

七要学习

学习能治疗阿尔兹海默病。流行病学调查发现，受教育程度越高，患此病的比率越低，文盲老人患病的危险是非文盲者的1.7倍。日本东北大学川岛隆太教授发明了一种学习疗法。其方法是：让阿尔兹海默病患者每天进行20分钟的3加4等于几之类的简单运算，或让他们阅读、抄写童话，通过这种方法，严重患者可去掉尿布，并能与家人进行简单交流。每周学习5次的患者比学习2次的患者疗效显著。最近他们又发现老人抄写佛教经文效果更好，抄写时不仅全神贯注，而且老人感到自己是在做一件有意义的事情，能保佑子孙平安，他们的内心感到充实快乐。所以，笔者建议老警官每天抄录5首唐诗，做一些简单的运算，唱几首歌曲，朗读一段报纸新闻，作为健脑的功课。

八要挑战

这是向过去的自我挑战,向至今尚未做过的事情挑战。如去学习过去从未深入了解过的音乐、绘画、体育、舞蹈等。生于1911年的日本人田野原重明,是一位在职的医生,他正在倡导这种挑战,为之命名为"新老人运动"。这样做的目的,就是激发老人的生命潜能,使其获得一种生活乐趣。

九要清廉

正直廉洁的官员比较健康。据说,巴西医生马丁斯对583名被控有贪污受贿行为的官员和583名廉洁的官员作了10年追踪随访发现:前者有60%的人患病或死亡,而后者仅有16%的人患病和死亡。在116名死亡的有贪污受贿行为的官员中,死于癌症的占60%,死于心脏病的占23%,其他的占17%。从医学角度看,这些人承受着强大的心理压力,恐惧后悔,食不甘味,寝不安席,惶惶不可终日。而且,一旦事情败露以后,往往身体状况急转直下。

十要平和

平和是一种修养,是让人保持乐观向上、愉快开心的重要精神基础。平和是一种高级的修养。

著名画家、老舍先生的夫人胡絜青老人终年96岁,这位优秀的艺术家和优秀的女性,一生奉行老老实实地画,老老实实地写,老老实实做人的原则,在临终前的最后时刻,只留下平平淡淡的八个字:"心平气和,随遇而安。"

平淡、童心、无求,就是提倡一种简朴的生活,不为物质所奴役,保持精神上的宁静与自由。无求,并不是说毫无欲望,而是说不求全,不贪欲,不要太认真,不要刻意追求完美。世界是不可能以个人的意志为转移的,任何的事物也不可能像你所希望的那样完美。那些不断要求自己努力去追求某种理想的状态,结果只能带来无限的痛苦。有一个童话故事《农夫与金鱼》,不就是讲的这个道理吗?现代人活得越来越复杂了,结果得到许多享受,却并不幸福,拥有许多方便,却不自由。所以,上了年纪,一定要有一种平常心。宠辱不惊,闲看庭前花开花落;去留无意,远望天外云卷云舒。

五、心胸坦荡天地宽

人的性情,本应归于自然,该乐则乐,该喜则喜,不可成天愁眉苦脸,永无快乐。心胸坦荡,自然气血调畅。这就是自我保健中的心理保健。人们离退休前后生活的急剧变化和大脑功能的退化,使85%的老警官或多或少存在着不同程度的心理问题,27%的人有明显的焦虑、抑郁等心理障碍,0.34%的人有一定的精神分裂症状,0.75%的老警官患有阿尔兹海默病。心理问题现在已经成为严重影响老警官健康和生活质量的主要因素之一。

由于心情不好,导致睡眠障碍,或不易入睡,或者夜间易醒,或者过早觉醒等,这是养生的大忌。因为充足的睡眠是养生的基本功。《三国演义》中描写诸葛亮是很喜欢睡眠的,刘备三顾茅庐时,诸葛亮就在睡大觉,所以有"草堂春睡足,窗外日迟迟"的诗句。但后来他辅佐刘备,北伐中原,复兴汉室,过分的操劳,导致"寝不安席,食不甘味",严重睡眠不足,最后殚精竭虑,鞠躬尽瘁,过早地去世。伍子胥过昭关,陷入进退维谷,无所适从的境地,因彻夜未眠,焦虑不安,竟然短时间内须发全白。周恩来患病早逝,与他在"文革"中睡眠严重不足不无关系,据说,他每天只睡2~3个小时。所以,良好的睡眠,对于维持健康的体魄,相当重要。清代作家李渔说:"养生之诀当以睡眠居先。睡能还精,睡能养气,睡能健脾胃,睡能坚骨强筋。"用现代的话来说,良好的睡眠能够将人的体温、血糖、血压、基础代谢调整到最佳的状态。一般来说,成年人每天睡眠6~8小时就是正常的,如果超过10小时或少于4小时,就会影响健康。

心情不好，成为当今的流行病。心理学家发现，许多发达国家的生活水平有了很大的提高，但是，人们每天感受心情愉快的时间却越来越少。其原因是，经济社会的消费浪潮一浪更比一浪高，人们对物质的追求没有止境，和别人比较，已经成为经济社会中人们生活的一种习惯方式，而比来比去，你总不可能是第一。在这种情况下，心理怎么能平衡呢？有人说，生活累，一小半源于生存，一大半源于攀比。太想成功的人不开心，因为要求太高，一旦面临挫折，就难以接受，陷入抑郁的心境。世界卫生组织估计全世界有5亿人患有精神疾病，到2020年，抑郁症将是第二死因。据去年的媒体报道，我国去年约有20万人自杀，而其中80%的自杀者患有抑郁症。这就是俗话所说的"人比人气死人"。所以，现代人总好像没有当年在物质匮乏时代所具有的快乐感、愉悦感。清代大学士阎敬铭所写的《不气歌》，写得很有意思，可以供容易生气的老警官朋友参考。

他人气我我不气，我本无心他来气，

倘若生气中他计，气下病来无人替，

请来医生将病治，反说气病治非易。

气之为害太可惧，诚恐因气把命废，不气不气真不气。

六、宽容是生活的大智慧

幸福不是由于拥有的多，而是计较的少。金无足赤，人无完人，遗憾也是一种美。凡事不必太较真。其实人生本无意义，关键在于自己。人活着不要"太较真"，要想快乐地生活，现实中就多学点"糊涂精神"。

有宽广的胸怀，豁达而不拘小节，想事情总从大处着眼，从不斤斤计较，这样的人即使不成功也有一定的成就。别和自己较劲，较劲不是认真，如果非要往牛角尖里钻，那么只能自寻烦恼。

有位智者说过，大街上有人骂他，他连头都不回，他根本不想知道骂他的人是谁。因为人生如此短暂和宝贵，要做的事情太多，何必为这种令人不愉快的事情浪费时间呢？要真正做到这一点是很不容易的，需要经过长期磨炼。

大家肯定看过某品牌香皂的广告，人们用肉眼是无法看到细菌的，只有在显微镜下才能看到。就像一面很平的镜子，肉眼是看不出什么异常的，但在高倍放大镜下，就会显出凹凸不平；肉眼看很干净的东西，拿到显微镜下，满目都是可怕的细菌。所以，我们没有必要活在显微镜下，如果戴着显微镜生活，恐怕连饭都不敢吃了。

相处是一门艺术，人际交往中最要不得的就是较真，有度量、有胸怀的人，肯定有很多的朋友，做事也能诸事遂愿；相反，如果凡事锱铢必较，眼里揉不下沙子，无论什么鸡毛蒜皮的小事都要论个是非曲直的人，朋友是不会很多的。

俗话说：宰相肚里能撑船。容忍别人所不能的容忍的，这本身就是一种气度。有人说："在社会中生存，不能太较真，太较真就会让人下不了台，让人下不了台的结果就是跟你自己过不去，做事既要坚持原则，也不要不近人情。"这句话看似矛盾，但蕴涵着丰富的道理。

在工作中也是一样，与人相处就要互相谅解，经常以"难得糊涂"自勉，求大同，存小异，有度量，能容忍。

不要在那些不该浪费精力的事情上浪费时间，在这个时间里可以做很多事情，一个人的精力是有限的，人生在世，想做的事又怎会少呢？如此，全力以赴地做事情，成功的几率也会增加。

宽容大度，人们就会乐于同我们交往，我们的朋友就会越来越多，事业的成功伴随着社交的成功，应该是人生的一大幸事。其实这些改变只是一小部分，那么，用一小部分换取人生的大部分，这就是人生大智慧的表现。

七、相信自己，树立信心

笔者的单位组织春节晚会，工作人员和老警官联欢，规定只要谁能上来说"我就比你年轻"这句话，一口气说得最多的人就能拿到奖品——一条"金龙"，结果年纪大的人不敢上台，一位33岁的工作人员说了26句，得了"金龙"。有位老同志回到家后自己对着镜子试了一次，结果发现自己能说41次，他很后悔——我怎么不相信自己呢？

自信的人，并不是处处比别人强，而是面对事情时有把握，知道自己的存在价值，知道自己对环境的影响力。而自卑的人，处处和别人比较，总觉得比不上别人。自信的人，把眼光放在已有的进步上，而自卑的人，总是喜欢把焦点聚集在自己的缺陷上。自信的人总是对做什么都充满着期待和希望，不自信的人总认为做什么都没有用。

自信的人在成长过程中，受到了不断的鼓励并学会了自我接纳。不自信的人在每天的生活中，得到了太多的否定和责备。那么在生活中，怎样对待不自信的别人或自己呢？给自卑的人成功的机会，给自卑的人每个微小的进步以鼓励和真诚的祝福。告诉自己，也告诉别人：只要有所努力，就会有所不同。

自信是一种感觉，我们不可能用背书的方法来记忆自信，只能靠"学习"来提升自信。具体的做法是：

（一）打造自我形象

拥有完美的形象，不仅会让我们自己心情愉悦，还能使周围的人对我们产生好的印象。无论多大年龄的人，都希望自己是美丽的，一个好的外在形象无疑可以增强自信。

心理学家研究发现，人走路时不同的步态，代表不同的心理状态。那些遭受挫折，精神不振的人，走路时懒洋洋、拖拖拉拉，完全没有自信感。而加快走路速度，有力地大声说话，也会无形中增强人们的自信心。所以挺起胸膛，稳健轻松地大踏步走，这将标志着你已经开始建立自信的形象了。慢慢的，自信心就会不断增强。

（二）学会自我激励

只有认可自己、接纳自己，才会相信自己。应在相信自己的基础上，不断地培养自己的自信心。这就需要不断地进行自我激励，时时对自己加以鼓励，自我肯定。

自我激励的方法有很多，可以每天起来照照镜子，对着镜子里的自己微笑，微笑的方式是一种最好的自我认同的方式。面对新的一天，充满热情地告诉自己：我一定会努力，一定会成功！在一天的忙碌结束后，也可以给自己适当的休息，比如逛逛商场，听听音乐。另外，还可以用记日记的方式进行自我激励，在日记中总结自己每一天的感受，写下鼓励自己的话语，制订新的计划等。通过不断地激励自己，直到形成习惯。

除了在心里夸奖自己以外，也要尝试让自己的言语充满自信，因为你讲的每一个字都会在不知不觉中影响着你的潜意识。如果一个人的每句话都带着消极的情绪，那么他肯定会越来越自卑。改变说话的习惯可以帮助我们获取足够的自信。因此，在面对困难时，不要说"我做不到某件事"，而要告诉自己：

到现在为止，我还没有做到这件事；

我只要……就能做好这件事；

为了做到这件事，我要努力……

（三）多与人交流

心理学家发现，当众说话是建立自信很有效的手段，在参加会议交流或参加社交活动时，要训练自己在公共场合发言，要尽量大胆去说。只要敢讲出来，就可以慢慢变得越来越有信心。不必担心别人会有反对意见，有人反对是正常的，在不同的声音中发出自己的声音，会给自己很大的鼓舞。

除了当众说话，与人交流的方式还有很多。每天出门时，微笑着主动和邻居问好、打招呼。当你微笑时，说明你对自己感到满意，你是一个心态平和、乐观、开朗的人。这样无形中会吸引他人，赢得别人更多的好感和尊重，别人也自然会回报给你一个甜美的微笑。

（四）在生活中体味成就感

在生活中寻找自信。每完成一件小事，就获得一项成就，每天所有的事都完成，就获得一天的成就。每天积累这种小成就，并用心去感受这种完成的喜悦，就会有信心和勇气继续走下去。

容易受别人影响的人要勇于表达自己，并善于用自己的言行来为自己增强自信心。

第一，正确看待别人的看法，不能因为在乎别人的意见而失去了自己的主见，不要未经判断就盲目地去接受他人的立场。

第二，要有自己的想法和主见。在与人交换意见时，绝对不可以在自己的原则问题上让步。

第三，自信心是要通过自我表现才能不断加强的。只有将自己的能力、自己的见解充分展示出来，才能真正看到自己对他人的影响力，才能从这种影响力中获取足够的自信。当然，在表现自我的时候要注意表达的方式和方法，让别人乐于接受你这样一个自信的人。

一个有自信的人和一个没有自信的人说起话来是大不一样的，只要三秒钟就可以看出他们之间的差异。一般来说，一个自信的人在表达和沟通时总会注意以下几点：

用有魄力的词语，如"我认为"、"我希望"、"我要求"、"我决定"等；讲话清晰，声音有力，善于用语调、音量和停顿来强调话语里的重要信息；主动和对方的目光接触，向对方传达"我对自己充满自信"的信息；坚持真理，不轻易接受别人的意见；表述时也不会让他人随意打断，也不默许他人不去理会自己的意见；对听众给予足够的尊重；拒绝沉默，主动表达自己的想法；在表达和沟通之前能够做好充分的准备，如必要的演练等。

要相信自己一定能行。不管外界如何风云变幻、阴晴不定，你的内心一定要波澜不惊，要有坚定的信念，一定要相信自己。只要心中还存着一个美好的愿望，就要从内心深处迸发出蓬勃的生命力。

自信是克服困难、寻求事实和真理的桥梁。有了自信，人们才会冷静地面对挫折困难；有了自信，人们才会虚心请教，诚恳学习。自信不等同于自大，它是一种坚毅的力量。自信也不等于盲从，它凝结着勤奋和汗水。在人生中，我们需要牢牢把握住自信。我为成功而生，不为失败而活。我为胜利而来，不向失败低头。只有这样，我们才可以为生命交上一份最满意的答卷。

八、学会控制情绪

人不免有愤怒的时候，然而愤怒时该怎么办？心理学家告诉我们，"叫停、想一想、再去做"这三个步骤，是避免陷入怒火中烧的最好方法。

俗话说得好："笑一笑十年少，愁一愁白了头，怒一怒（气一气）少了数（指岁数）。"大家都知道《三国演义》中诸葛亮三气周瑜的故事，周瑜气量太小，最终中了诸葛亮的计策，年纪尚轻就因心胸狭窄而死。生气，表面看只是一种不佳的情绪，实则这种不似病的病反倒是最难医治的病，也就是所谓的心病。

解铃还需系铃人，心病还需心药医。要想让自身能够达到遇事不生气的境界，就要让自己拥有一颗善于安抚情绪的心。当您因一时气愤，而控制不住怒气的时候，不妨在心中默念一下这样几句话。

◇◇犯错误的是他，而异常恼怒的是我，受伤害的也是我，用他人的错误来惩罚自己，值得吗？

◇◇我这样生气于事有帮助吗？如果非生气不可，"佯怒"不是更胜于"真怒"吗？气大伤身，我才不犯这样的错误呢！

面对让人愤怒的事情，智者总会找出让自己避免生气的方法。下面，让我们一起来分享这样一个小故事。

从前，有个叫爱地巴的人，他一生气就绕着自己的房子和土地跑三圈。后来他的房子和土地越来越大，而他生气时，他仍要绕着房子和土地跑三圈，哪怕累得气喘吁吁、汗流浃背。

孙子问："阿公，你生气就绕着房子和土地跑，这其中有什么秘密？"

爱地巴对孙子说："年轻时，一和人吵架生气了，我就绕着房子和土地跑三圈。边跑边想——我的房子这么小，哪有时间和精力去跟别人生气？想到这里，气就消了，也就有了更多的时间和精力去工作学习了。"

孙子又问："阿公，您成了富人，为什么还要绕着房子和土地跑呢？"

爱地巴笑着说："老了生气时绕着房子和土地跑三圈，边跑我就边想——我土地这么多，房子这么大，又何必和人斤斤计较呢？想到这里我的气就消了。"

是啊，如果我们将目光更多投向自己已经拥有的，又有什么理由为那些蝇头小事而生气呢！年轻时，我们为名利奔波于市井，在辛劳生活的压迫下难免焦躁，以致偶尔脾气暴躁，怒气难以控制。可当到了老年，这个最应当享受生活的年纪，我们享受着年轻时梦想的一切，还有什么不能放下的呢？因斤斤计较而生气，往往会使我们忽略了自己身边的幸福而陷入痛苦。生活就是这样，痛苦也是一天，快乐也是一天，就看您如何为自己选择。如果您想选择快乐，那么请做到：莫生气！

但是，一个人在人生道路上不可能不遇到令人伤心气愤的事，老警官经历得多，遇到的这类事件自然更多：别人的轻视、羞辱或责备，儿女的不孝心，老伴的不理解和不支持……每个人生气总是可以找到很多理由。

生气的理由的确不少，但不生气的理由却更显重要。面对诸多令人气愤的事情，我们一定要理解这样一个道理：

◇◇生气所伤害的往往不仅是别人，还有自己。所谓气大伤身，就是说的这个道理！

◇◇生气不仅于事无所帮助，所导致的后果也往往是不好的。气则易怒，怒则易错，在情绪激动的情况下所做出的举措，必然都是缺乏理智的。

◇◇因生气而病倒，人家会说您心胸狭窄；因原谅别人而获得快乐，大家会称赞您为人大度。做个大度的老人，何乐而不为呢？

人生在世，不可能事事顺心，但生气却是最不可取的一种人生态度。俗话说"气大伤身"，老警官朋友，还有什么事情能比自己的身体健康更重要呢？只有我们身体健康，才能让儿女不为我们操心，也只有我们的身体没病没痛，才有可能安度美好的晚年。年轻的时候，我们无数次为自己的老年生活许下诺言："等退休了，可一定要好好过活。"而现在，不正是我们该尽享这段美好时光的时刻吗？让过度的气愤等坏情绪扰乱我们难得的清净与舒适，实在是大可不必！

如果生活中实在是有太多让您不可避免生气的事情，那么，每当此时，您不妨在心中默念几遍《莫生气》中这几句话吧！

莫生气

人生就像一场戏，因为有缘才相聚。

相扶到老不容易，是否更该去珍惜。

为了小事发脾气，回头想想又何必。

别人生气我不气，气出病来无人替。

我若气死谁如意，况且伤神又费力。

邻居亲朋不要比，儿孙琐事由他去。

吃苦享乐在一起，神仙羡慕好伴侣。

九、远离攀比,乐享晚年

生活中的许多烦恼都源于我们盲目地和别人攀比,而忘了享受自己的生活。别人的永远都是别人的,只有自己的才是最好的。享受自己的生活,其实快乐无处不在,只是被我们忽略了,乐观的人容易遇上有趣的事,如果你常常不开心,可能你已忘了快乐的感觉。只要你常常发现快乐,积极地过好每一天,就是享受生活。

俗话说,人比人气死人。在如今这个浮华的世界里,充满了各种诱惑,这诱惑让人无所适从,让人迷失自我。于是,大家无形中与别人形成了比较,越比较就越郁闷,尤其是在你不如别人的情况下,等于是拿自己的缺点去比别人的长处。抬头向前看,比我强者千千万,回头往后看,不如我者万万千,小车不倒只管推,离退休老干部,是党和国家的宝贵财富,也是家庭的顶梁柱。只要坚持党的领导,坚持社会主义理念,坚持马克思主义不动摇,就会得到永久的福报。只要喘气,就有效益。其实每个人都有优点,试着欣赏自己,不跟自己较劲,你会觉得生活完全是另一个样子。

有这样一则有趣的寓言故事:

一天早晨5点,一只兔子去为自家的葡萄园雇工人。一个猴子跑来,与兔子商定一天的工资是10元钱,兔子正急需人,连忙答应了猴子。

7点的时候,兔子又出去雇了山羊,兔子对山羊说:"一天我给你10元钱。"山羊也答应了。

9点和11点的时候,兔子同样雇来了金鱼和麻雀。

下午3点的时候,兔子又出去,看见大象站在那里,就对大象说:"为什么站在这里闲着?"大象说因为没人雇我,兔子就也雇大象去了园里干活。

天黑了,干了一天的活终于等到发工资的时候了,兔子开始给大家发工钱，由最后来的开始，直到最先。大象首先领了10元，最先雇的猴子看到了心想：大象下午才来，都能挣10元，我起码能挣40元，可是轮到他的时候，兔子也给了他10元。猴子立即抱怨兔子说："最后雇的大象，不过工作了一个小时，而你竟把他与干了整天的我同等看待，这公平吗？"

兔子说："朋友，我没亏待你，事前我们不是说好了10元一天的吗？"

假如没有别的东西相比，猴子一定会开心地接过10元钱，享受劳动后的愉悦。

攀比，并不等同于进取与竞争，就如生活并不等同于追名逐利一样。其实人生并不需要太圆满，懂得了每个人的生命都有欠缺，就不会与他人做无谓的比较，反而更珍惜自己所拥有的一切，有时幸福并不是去拼命追求想要的东西，而是珍惜现在所拥有的。想获得幸福与快乐其实很简单，也很容易实现，但是如果想要比别人更幸福，那却很难实现。如果你明白你自己拥有的其实已经很多，并接受和善待所缺少的那一部分，你的人生会快乐幸福很多。

所以不必羡慕别人的美丽花园，因为你也有自己的乐土。命运赐予我们欢乐和机遇，同时也给了我们缺憾与苦难。我们没有必要怨天尤人，畏缩自卑。云聚云散，花开花落，寒来暑往，春来冬去，任意去留，不以物喜，不以己悲，保持一颗平常心，潇洒面对人生中的一切，珍惜所拥有的生活并享受它，不要攀比，安于平和与宁静，用豁达、宽容对待生活，就会减少许多无奈与烦恼，多一些欢乐与阳光，你的晚年生活将更幸福更快乐！

第三章　从容地活出自己

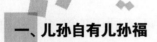

一、儿孙自有儿孙福

张大妈有两个孙子，今年都4岁，要过生日了，张大妈给了他们一人200元当做礼物，可孙子说："300元才能买一个生日蛋糕呢。"

这事儿让张大妈心里堵了好几天，她很委屈，因为一下子拿出400元，已经很吃力了。张大妈感叹："平时我去菜市场，看到老玉米，本来想买两个吃，一想要花3元钱，买面粉的话足够我们老两口吃一天的了，所以每次就都忍住了。"

可怜天下父母心，年轻时疼孩子胜过自己，到老了，有了孙子，这孙子又成了掌上明珠，什么时候才能对自己上心呢？

的确，自从有了自己的孩子，就有了一份责任，就有了一份注定要伴随自己一生的忙碌。当孩子还年幼的时候，他们难以离开我们精心细致的照顾，家中的大事小情也都需要我们付出百倍的操心。可时过境迁，好似一转眼的时间，孩子就都长大了。年龄在变化，社会角色也必须随之变化，孩子们变成了成人，我们也变成了老人，这时候，角色的转变就非常重要了。这个角色的变化简单来说就是这样的——从生活的操劳者转变为生活的享受者。年轻时候的无数付出都已转化为今日的富足生活，我们没有理由放弃享受而继续奔波。

从家庭的"执行总裁"过渡到"董事长"。此时的我们只要把生活中的大事都掌握好方向，其他的就尽管交给儿女去执行吧。儿女此刻的付出，正是为日后的享有做积累。

从更多关注他人转变为更多关注自己。自己年龄大了，为了不让儿女为自己操心，自己多关注自己、保护自己，活得舒适而快乐，才是最重要的事情。

生活中，我们身边因放心不下而得不偿失的老人实在是太多了。有的老人，总觉得儿女太年轻不会照顾自己，所以年过花甲了仍为儿女一家的饮食起居操劳；有的老人，总感觉家里的大事小情要是自己不去关注，就会变得一塌糊涂……他们唯独忘记了，最该受照顾的人恰恰是自己。长此以往，儿女学会了顺其自然地享受，父母的义务和责任却越积越多，甚至失去了自己的生活空间，成为了每天围着子女转的"保姆"。

更为严重的问题是，老人们以为自己如此无谓付出，每天的计划都是围绕着子女转，必然会得到儿女更多的理解以及爱的回馈，然而子女对此的感悟却往往是截然相反的——关心和关注过多就转变为了唠叨啰唆，就转变为了束缚和捆绑，让儿女活得反而不自在，回馈的自然也就是叛逆和不听话了。看来，放手也是一种爱的智慧！

俗话说："家家都有一本难念的经，一家有一家的难处。"老警官在对待具备行为能力子女的问题上千万不要太较真。太投入了，就会无端耗费心神，使自己陷入烦恼中不能自拔。要顺其自然，多多把时间留给自己，使自己生活得惬意起来。

想想吧！作为一个独立的人，我们有多少年轻时候还未来得及实现的梦想？有多少为幸福老年做出的生活计划还没有去实施？请让我们将时间还给自己，大胆地把孩子的事情放下，把自己力所不能及的事情放下，自己的心情就会变得轻松起来。

您已经为家庭、为孩子操了一辈子的心，现在该为自己操点心了！儿孙自有儿孙福，请别给儿孙做牛马。

二、有所为，有所不为

（一）老有所为

老警官要不服老，老有所为，就要有长远的生活目标。但也不要对自己过分苛求，要把目标和要求定在自己能力的范畴内。对社会进程中某些不良现象要正确对待，相信问题会得到解决。要树立长寿的信心，学习、生活有计划，有要求，一步一个脚印去做，使离退休生活充实而有趣。

离退休了，在有生之年，继续发挥余热，你就能享受继续奉献的乐趣。生活中要助人为乐，乐于助人可以证实自己存在的价值，更可获得珍贵的友谊。不要处处与人竞争，与人相处"和为贵"。

培养有益身心健康的兴趣爱好对保持老警官的心理平衡十分有益。打打门球，听听音乐，下下棋，跳跳舞，多参加一些文体活动，发展、培养适合自己的兴趣爱好，心情自然舒畅。

（二）有所不为

对"老有所为"的行为，大家已经说的很多了。其实在树立这种人生信念的同时，还应提倡"老有所不为"的精神。

在市场经济大潮的冲击下，一些老同志甚至是身经百战或尝尽人间苦难奋斗了大半辈子的人，在离退休前突然产生了"就捞一把"、"不拿白不拿"、"有权不用过期作废"等错误想法。于是，有的人就卷起袖子，置党纪国法于不顾，胡作非为起来。结果就出现了"59岁现象"，在即将"功成业就"、"平稳着陆"时，晚节不保，落了个身败名裂、身陷囹圄的下场。这虽然并非老有所为的结局，但显然就是忽略了"老有所不为"的诫条。大千世界，世事纷纭，有的人为了争名夺利处心积虑、不择手段。这时，一切明智者都会明辨是非，凡违法乱纪的事情概不去做，这就是"有所不为"。人老了，既要有所作为，又要有所不为。无论别人如何花言巧语，什么"照顾一下"呀、"打一声招呼，不用您出面"呀，其实都一样，就是拉你上船，利用你的地位、名声、影响等，去办他想办的事，包括干坏事。

　　一个人的思想，始终是处于起伏回旋状态的，就这一点说，老警官"有所为"好办，因为直出直入，但"有所不为"就不易了，因为这须经过明辨或明察。所以，老人们在生活中有时表现出的"有所不为"，实际上就是最大的"有所为"。

三、潇洒面对，活出真我

　　生活就像一部电影，社会给我们提供了舞台，而我们就是电影中的主人公，每天都演绎着一个片段，最后组成一部电影。

　　也许，忙于奔波的我们已经分不清这是在做自己，还是演自己，复制般的生活，内心无法沉淀，充满了恐慌和压力。当你清醒的那一刻，你会发现你不是在做自己，而是在诠释另外一个你。

　　心理学上有一种"人格面具"的说法。也就是在社会中，人所表现出来的，肯定不全是自发的自己，而有一部分是顺应别人期望、社会的看法等。当人们习惯戴着面具时，轻易不会摘掉，甚至当你摘掉面具的时候，连自己都无法辨别哪个才是真正的自己。

　　人们都想要尽可能地让他人看到自己出色的一面，或许人们只是想尽善尽美而已，所以渐渐地，面具也就在生活中成为了不可或缺的一部分。每个人的脸上都覆盖着一张面具，即使是纯真善良的人也难免有时会戴上面具。戴着面具，人可以伪装自己原本的面目，不被人发觉真正的自己。

　　一位女明星在接受记者的采访时说："演了这么多年的戏，没想到演自己是最辛苦、最失败的。因为演别人时可以根据剧本的情节来演，但是演自己时，却没有写好的剧本，没有彩排，一旦演坏了，还要承担所有的责任。"她还说："演别人容易，做自己难。"俗话说，旁观者清，当局者迷。站在岸边时容易做到客观，身陷洪流时就会迷乱了。

　　当然，普通人和演员是不一样的，演员在舞台上演出时，至少，这戏的结果如何，演员是知道的。而在现实生活中，我们无法预知未来是怎样的，所以就变成了即兴演出，这种即兴的表演就像小丑一样，想尽一切办法来满足大家，可最终他却成了戏剧人生。

人活着是为了能更好地享受生活，而不是为了面子。放下面子，为自己而活。某些东西，得不到的时候感觉它是最美好的，而一旦拥有，就会发现其缺点和不足。我们一定要珍惜现在所拥有的一切，即使有一天失去了，我们也应该坦率地承认，决不能死要面子活受罪。

人生应该由自己支配，走自己的路，活出自己的滋味。不要对他人说什么、干什么、看什么而斤斤计较，越是较劲，越是放不下面子。

不要做别人，要做自己。听从自己内心的召唤，找到自己的理想，引领自己的一生。人生只有一次，没有回程票，不能重来。所以人生最重要的是过程，人生的意义在于享受人生的过程。

学会坚强，摘下那个虚伪的面具，做一个实实在在的自己。

四、学会享受生活

很难说清楚自己生活在这个时代是幸运还是不幸。我们拥有了前所未有的高科技，所有的事情都变得方便、快捷。貌似生活是变得轻松惬意了，可是又有新的压力降临到我们身上，房价的高昂，物价的飞涨，这些难题像一座座大山压在我们身上，使我们越来越没有心情去关注自身真实的需要，使我们越来越难停下脚步去欣赏生活当中的美好。

其实，如果欲望无边的话，我们永远感受不到真正的快乐。我们自己给自己设置了牢笼，把自己锁在一种说不清道不明的世界里。我们渴望逃脱，却又找不到方向，其实，钥匙就是你的心灵。不要忽略生活当中的美丽。

年轻的总裁天天都在为妻子的"生日派对"犯愁，妻子希望拥有一个完美的回忆，那么每个细节就要做好，这需要一大笔钱。总裁年薪超过20万美元，但全都变成了时髦的服饰、漂亮的别墅、名牌小车、保险账单、交际费用……妻子还总是抱怨，因为总有朋友的房子比他们的大。在妻子的"生日派对"上，由于他请的只是一支三流乐队，妻子一整天对他都没有好脸色，他也烦了一整天。他都忘记自己上次没有烦恼是什么时候了。

我们的周围也有这样的人，或者我们自己就是这样的人，总是为外界事物所累，丝毫不能感受到生活的乐趣。我们真应该扪心自问一下，这种生活真是我们想要的吗？我们真的喜欢这种生活吗？我们真应该那样做吗？那些外在的东西对我们来说真的有那么重要吗？似乎我们过上的是一种有目共睹的优越生活，但我们的内心却在一天天枯萎。我们的内心感受不到快乐，感受不到阳光，我们完全做了物质的俘虏。改变这种状况并不需要像梭罗那样拿着一把斧头冲进森林，寻求和自然的结合，你只需改变一下对生活的态度：该休息时休息，该享受时享受，学会倾听内心的声音，接近最自然的自我，拥抱大自然和空气，这样你便能获得心灵的平静，重享美好的生活。

一个年轻的工人想要给妻子买一份生日礼物，他的工资并不高，仅仅够养活一家人，但勤劳的妻子总是把家里打理得井井有条，在别人的眼里，他们过得平和而又幸福。工人口袋里的钱只够买一朵花，于是他找到一个花农，提出帮他干一天的活，希望他可以给自己十只康乃馨，这是妻子最喜欢的花。花农被他感动，便同意了。晚上，他将这束温馨的花朵交在倚门而候的妻子手上时，妻子脸上的笑容使黑夜的星光都变得更加灿烂起来。他们的幸福是由心而发的。平凡同样有美丽。

一只鸟掠过你的头顶，这让你感到很快乐。一朵花在静静地开放，这让你觉得很欣喜。夕阳慢慢西沉，这让你很悠闲。绵绵细雨中挽着手的情侣，这让你很感动。慢慢的你会发现，你可以从生活中最细微的事物当中品味到无比的快乐和满足。当生命同自然亲密接触，并且紧密相连后，你就会真的走向一种自愿、自然、自如的状态。这时候的你是最真实的自己, 也是你喜欢的自己。

　　每个人都拥有一颗纯真的心灵, 这颗心灵并不希望自己被掺杂太多物质的东西, 只希望可以自然地表现出自己。我们觉得生活黯淡无光是因为我们的心灵已被蒙了一层厚厚的灰尘, 它已经被忽视太久, 唤醒沉睡心灵的唯一方法就是同自然的生命力相联结, 从自然中重新获得灵性。我们要做的不光是在生活的表面飘浮不定, 而是要深入进去, 聆听生活本质的呼唤。如梭罗所说的: "天堂在我们头上, 天堂在我们脚下。"

五、拥有普通人的快乐

　　在生活中, 我们总是习惯去羡慕别人, 羡慕自己无法拥有或还未曾得到的东西。这山望着那山高, 我们很容易好高骛远, 忽视身边的幸福, 而拼命追逐着一些遥不可及的梦想。现实中的我们也常常会盲目地与人攀比, 从而心理不平衡, 制造出许多无谓的痛苦。

　　幸福在何处? 我们想得太多, 要得太多, 却失去了本该拥有的简单的快乐。成功有大小, 快乐也是一样的。我们追逐目标, 其实追逐的是成功带来的快乐, 而非目标本身。你必须倾听内心的声音, 寻找真正能够使你获得快乐的东西, 那才是你想要的东西。

　　幸福的人不会为了幸福去追求那些他们没有的东西。他们幸福的秘诀往往是满足。知足常乐, 在人生的漫漫长途中, 他们掌握了满足的艺术, 并懂得惜福。满足于自己所拥有的, 就能变得快乐。快乐不是高端的工作或者是丰厚的薪水所能换来的, 从自己的拥有中才能获得简单而持久的幸福。

　　人生很多时候需要一种宁静的心灵状态。平淡宁静的人生是一种享受, 一个充实快乐的人生, 不是以赚多少钱, 有多少物质享受来衡量, 也不见得要升到高位, 创造多么了不起的成就。其实, 就在我们平淡而简朴的生活中, 能够活得快乐而充实, 也是一种人生享受。

　　面对已经拥有的美好, 我们因为常常得而复失的经历而存在一份忐忑与担心。夕阳易逝的叹息，花开花落的烦恼，人生本是不完美的。因为拥有的时候，我们也许正在失去；而放弃的时候，我们也许又在重新获得。对万事万物，我们其实都不可能有绝对的把握。如果执意去追逐，就很难走出外物继而走出自己，人生那种不由自主的悲哀与伤感会更加沉重。

钱钟书曾说过："快乐在人生里，好比引诱小孩子吃药的方糖，更像跑狗场里引诱狗赛跑的电兔子。几分钟或者几天的快乐让我们活了一世，忍受着许多痛苦。我们希望它来，希望它留，希望它再来。"生命循环往复，给了我们无尽的哀乐，也给了我们永远的答案。人人都向往长久的快乐，却难得安守一份超脱。苦苦追寻快乐却缺少一颗坦然的心，快乐就很难到来，因为不满足、不惜福。其实，快乐就在平凡的生活中。

看到过这样一篇怀念祖父的文章，作者在文中写道：

在世人的眼中，我的祖父，是一个再平凡不过的普通人。

我的祖父一生并不富有，他生前和祖母住在乡下的一座小房子里，家里没有自来水，也没有卫生间。

在我还只有五六岁的时候，祖父对我说："如果你努力用鼻子嗅的话，你会闻到钱的气味。"我不相信他说的话，他说，不信，你道那棵树那里去闻闻看，能不能闻到钱在哪里。我绕着树闻来闻去，也闻不出哪里有钱的气味。祖父让我再使劲，试试别的树。时间久了，有时候我会在树皮的皱褶里找到一枚硬币，有时候我会在树洞里找到一元纸币，有时候会在树枝丫上发现一枚硬币。那时候我并不知道这些钱币是祖父趁我不注意的时候事先放在那里的。每次找到钱后我们都会欢呼一番。然后去买冰棍吃，那时候，一个冰棍只有五分钱，祖父总是放够可以买四五个人吃冰棍的钱，我们会带给祖母、我的弟弟和妹妹。当时这是祖父和我玩的一个小游戏，却给我带来那么多的快乐。

祖父说，只要你踏实肯干，到哪里都可以谋生，在垃圾里都可以捡出钱来。小的时候，暑假我会到他那里去住上一两个月；冬季，他会到北京我们家住上一段时间。祖父在我们家这边的时候，他不喜欢开车出门。和他一起出去，如果路远，我们就让父亲开车送我们去，如果不远，我们就步行。如果步行，我们就预先准备一个大垃圾袋子，边走边在路边和垃圾箱里捡饮料罐子、塑料瓶子。一个星期下来，我们把捡到的这些瓶瓶罐罐送到附近的小商店，往往能换到十五六块钱不等。我们就用这些钱请全家人吃冰棍，有时候是去看戏，这些时光是我记忆里多么美好的一部分，现在想起，这些情景还历历在目，犹如昨日。

在文章的最后，作者写道："想起祖父，我似乎还能依稀闻到当年他放在树枝丫间的那些钱的味道。祖父把快乐贯注在世上最俗的物体中，我觉得他有着非凡的智慧，他是一个平凡的人，却可以在平凡的生活中制造快乐。"作者认为，虽然自己在金钱上从来没有真正富有过，可是祖父教给他的生存之道和快乐的生活是最宝贵的财富。

不管世俗红尘如何变迁，不管个人生活方式如何，生活这条奔腾不息的大河，终是日夜不息地流淌着，我们身处其中，就如掌舵起航的人。如果被物欲、金钱和权欲占据了心灵的全部，便舍不得放弃任何挣钱和升官的机会，于是疲于奔命，不分朝夕。贪婪的欲念使人难以自拔，处于权力旋涡中的人往往忐忑不安、患得患失，每日里焦心苦虑、寝食不安，表面上风光无限，其实如走钢丝，战战兢兢，活得疲惫不堪。

相信这并不是我们原本想要的生活，我们刚从生命的源头出发时，一定想象着沿途可以看到"日出江花红胜火，春来江水绿如蓝"，可以看到"明月松间照，清泉石上流"，可以看到"一衣带水连双山，绿树成荫桃花艳"，可待到启程后，我们往往忘却了初衷，转而追寻那些对我们更实际、更具诱惑力的东西，给自己的双肩不断加重负担，却再无心情去欣赏一江春水向东流。我们变得越来越累，疲惫和苦痛往往是自作自受，因为我们还没有学会享受普通人的快乐。

我们不能左右天气，但可以改变心情。我们不能改变容貌，但可以展现笑容。我们不能控制他人，但可以把握自己。我们不能预知未来，但可以利用好今天。我们不能样样胜利，但可以事事尽心。60岁，人生第二春。珍惜眼前，让生活适时转个弯，你会发现——生活快乐无限！

第三章　从容地活出自己

第四章 好形象 好心情

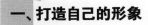

一、打造自己的形象

打造自己的形象一般可从以下方面着手。

（一）外在形象方面

首先是要给自己的形象明确定位。无论是容貌、形体，还是气质，每个人都有自己的优势和弱势，所谓定位就是找到自己的优势并尽量使其发挥、凸显出来，如端庄典雅、时尚前卫、浪漫性感等。有了明确的形象定位，你就可以通过对服饰的色彩和风格，头发的造型和颜色以及妆容、饰品乃至相应的眼神、动作等多方面因素的综合把握，将你鲜明的个性展露无遗。

其次是掌握必要的社交礼仪。有道是"礼多人不怪"，一个有礼貌的人，无论走到哪里都会大受欢迎。这需要你用心去留意、去学习，天长日久，"有礼"的你自然能走遍天下。

最后是注重保养。只有用心去琢磨、去设计、去塑造，我们才可以越来越有魅力；只有用心去呵护、去保养，我们才可以抵御岁月的无情。

（二）内在素质方面

首先要保持一颗永远年轻的心。很多人都害怕岁月流逝消磨掉自己的美丽，其实，我们虽然无法阻挡岁月的脚步，也无法阻挡皱纹爬上我们的额头，但只要拥有一颗年轻的心，我们就可以美丽一辈子。

其次是要努力提高自己的品位。一般来说，可以通过读书、听音乐、弹钢琴、绘画等途径陶冶自己的情操，提高自己的修养。当然，提高品位不能人云亦云，更不要追赶风潮，否则会落入俗套。

再次是要拥有一颗宽容的心。美国作家马克·吐温说："一只脚踏在紫罗兰的花瓣上，它却把香味留在了那脚跟上，这就是宽容。"所谓"人美在心灵"，宽容无疑是心灵美的重要表现之一。所以不管你的年龄有多大，也不管你的处境是多么的"身不由己"，请时时处处怀有一颗宽容心，如此我们才能永远保持良好的心态，更好地展示我们的美丽。

下面，笔者向大家推荐几位大家的心理修养的格言。

顺其自然、为所当为——这是20世纪著名的日本心理医生森田正马的名言。什么是顺其自然？花开花落，天晴天阴，这是自然，本身没有悲喜，没有好坏，也不以人们的意志为转移，所以，我们的心情不好，不是环境惹的祸，而是源于你自己糟糕的情绪。一池清水，被一个石头激起了阵阵波浪，有的人急了，去用手试图抹平它，结果越抹越不平，越抹波澜越起。所以，不要管它，时间自然会抹平它。那么，有焦虑，有恐惧，有强迫，有不安，有烦躁，怎么办？森田医生告诉我们，不要怨天尤人，不要去空想，而要去为、去干，干你应该干的事情，干你能干的事情。这一招，能让你开心起来。

人间哪有不老药，顺其自然过百年——这是百岁老人袁晓园的名言。袁晓园老人是我国第一位女外交官，也是著名作家琼瑶的阿姨。她在《百岁感怀》这首诗中写道："不拜耶稣不参禅，不信气功不练拳，人间哪有不老药，顺其自然过百年。"她常说，我这岁数不是强求得来的，而是顺其自然所得。袁晓园于2003年11月17日去世，终年102岁。这可以说是森田医生顺其自然、为所当为的翻版。

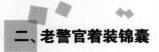

二、老警官着装锦囊

（一）老年穿衣远离"三紧"

老警官着装除了对"美观"、"舒适"、"保暖"等因素的考量，"健康"显得格外重要。专家提醒，老警官忌穿狭窄瘦小的衣服，尤其忌领口紧、腰口紧、袜口紧，以免导致皮肤缺氧，影响身体健康。

据专家介绍，领口紧会影响心脏向头颈部输送血液，压迫颈部的颈动脉窦中压力感受器，通过神经反射，引起血压下降和心跳减慢，引发脑部供血不足，出现头痛、头晕、恶心、眼冒金星等症状，尤其是患有高血压、动脉硬化、冠心病、糖尿病的人，易晕倒甚至休克。

腰口紧不仅束缚腰部的骨骼和肌肉，影响这些部位的血液流通与营养供应，而且会使腰痛加重。另外，过紧的腰口把腹腔内肠道束得过紧，影响其通过蠕动来消化食物，腰部和肠胃有病的老人更不能长期穿腰口紧的裤子。

袜口紧会使心脏富养血液无法顺利送往脚部，也影响支端含废物的血液流回心脏。时间长了，便会引起脚胀、脚肿、脚凉、腿脚麻木无力等病症。

（二）款式：弥补缺陷，重现身姿

发胖是当今中老年女性们最伤脑筋的事，宜选单襟、单排纽扣的上衣，并选直条或小花服装。上衣的下摆应露于裙外或裤外，避免穿荷叶领、灯笼袖、嗽叭袖和大翻领等花样的服装。裙子长度适中，选择悬垂性较好的面料。

腹部凸起是常见的中老年"发福"的体型。穿一般衣服，常会使前下摆短一截，并向前翘起。这类人不要穿短小的上衣，要穿宽松的、面

老有所医

料挺括的半长外套，配宽摆裙。也可在服装的上部加点缀，转移视线；这类体型男性最好穿宽松上衣和裤子，衬衫选择深色一点的，否则更显出大肚子。

胯部很宽，"橄榄"外形的中老警官，应适当加大上衣下摆，否则衣服的上部合适，而下摆紧绷。此外也可穿夸张肩部的上衣、宽下摆的裙子、半束腰或松身式的衣服。

背部微驼、双肩又前倾下溜的人，应穿有垫肩的衣服。垫肩在肩后多垫些，同时后片也要加大。把衣服前胸塑造得丰满和挺括些，这样能大大重塑你的体型。

（三）色彩：稳重之中显亮丽

中老年警官服装色彩不必拘泥于灰、蓝、棕、黑及单色等，可用明亮鲜艳的色彩点缀，特别是便服。一般来说，在正式场合，服装色彩应以沉着、稳重的重色调为主，明亮艳丽色彩为点缀，结合自身条件搭配组合，以便更加符合中老年警官的身份。非正式场合（如居家、旅游、上街采买等），可用亮色服装或花色服装，以展现对生活充满信心、爱心的心态。此外，肥胖者不宜大面积用明亮色调，这样会看上去臃肿，以小面积地用作点缀为好。

（四）面料：天然纤维织造为主

从中老年身体体征来讲，服装面料应该具有舒适、吸汗透气、悬垂挺括、触觉柔美等特点。

棉织面料是最佳选择。内衣、内裤一般应选择纯棉布料，透气性强，穿着舒适柔软。

丝绸面料与棉布一样品种有很多。可用来制作各种服装，尤其是女性服装，其长处是轻薄、柔软、滑爽、透气、色彩绚丽，富有光泽，高贵典雅，穿着舒适。但是易生褶皱，容易吸身、不够结实、易褪色。

化纤面料由于静电作用以及易脏等因素，不宜作直接接触皮肤的内衣使用。

在正式的社交场合所穿着的服装，则宜选棉、毛、丝、麻与天然纤维混纺的制品，其接触身体时让人感觉较舒服且保型性较好。

三、呵护肌肤，靓丽晚年

很多人并没有多少大病，他们去医院的目的，是为了调理身体，是为了气色更好看，是为了精力更充沛，说到底，是为了更美。

什么是美? 处于不同的年龄阶段的人，都有其特有的不同的美。鹤发童颜，精神矍铄也是一种美。美是不分年龄的，人人都有追求美的权利。

老警官在皮肤保养方面，要注意老警官的皮肤和年轻时的差异及其敏感性。

老年皮肤有3个突出的特征：萎缩、敏感、增生。在老年皮肤保护上，就要防止各种损伤、防止各种刺激和预防增生损害引起的破溃与恶变。

防止各种损伤，尤其是物理性的。要注意保暖，避免风吹、日晒、雨淋。行路不稳的，要防止摔倒，跌倒不仅伤筋动骨，使老人饱受皮肉之苦，而且伤口愈合的速度也比中青年人更慢。对老警官的皮肤还要注意防护，老警官的身体和四肢，尽量少暴露在外；穿宽大、质地厚软的衣服；在夏季，不要在烈日下曝晒，可用草帽、遮阳伞遮阳。

防止各种刺激，食物、饮料、嗜好品要妥善选择。尽量不用或少用刺激性物品，如烟、酒、浓茶、咖啡、辛辣物、海鲜等。这样做能有效防止许多瘙痒症、湿疹、荨麻疹的发生和复发。衣服尤其内衣以棉织物为好，棉织物对皮肤的刺激性极小，也绝少过敏，衣服要既能保温，又不过紧，以免妨碍血液循环。

保持皮肤表面的清洁卫生：老人的皮肤皱纹增多、增深，容易积存污垢；皮脂腺、汗腺分泌功能降低；皮肤变得脆薄，缺乏韧性；因此很易受到细菌、病毒的侵害，产生感染性疾病。所以，老警官应当注意勤洗涤身体，勤更换内衣。但注意少用肥皂或刺激性较大的肥皂。因老人皮脂腺分泌功能低下，皮脂液被肥皂洗去过多，反而会降低皮肤抵抗力和引起瘙痒症。

注意饮食：全身健康状态也影响着皮肤的抵抗力。如应当少吃辛辣刺激性食物；多吃疏菜，保持大便通畅；不吸烟少饮酒等。

常用热水擦浴或洗澡：这对皮肤也是一种很好的锻炼。热水（当然不能过烫）对皮肤是一种很好的刺激，可以使体表的毛细血管扩张，血液循环加速，从而为皮肤提供较充分的氧和必需的营养物质，这无疑对皮肤是有益处的。经常用温热水擦身，同样能起到清洁皮肤，锻炼皮肤，促进体表血液循环的作用，并对预防感冒也具有一定的好处。日本学者认为，人体背部皮下，存在一部分组织细胞，这些细胞在平时处于休眠状态，当用毛巾擦拭背部时，受到刺激的组织细胞就活动起来进入血液循环，并能进一步发展成网状细胞，这就加强了人体的免疫功能。

老警官的皮肤，在抵抗细菌、病毒感染，防御外伤等保护机能方面，无疑是比不上中青年人的。皮肤的衰老，不但会给皮肤本身带来多种疾病，也会给内脏造成不良影响。因此，老警官保护好并锻炼皮肤的抵抗力，是十分必要的。

四、用睡眠塑造美丽和健康

对于睡眠与美丽的关系，哲人这样说："美丽是上帝送给女人的第一件礼物，也是第一件收回的东西，但是看到女人们失去美丽后痛苦悲凉的表情，上帝心软了，又给了她们另一件法宝，那就是睡眠。"

即使是普通人，饱睡一觉后你也会发现自己在一夜之间突然变美了一些，肌肤紧致，眼睛澄亮，整个人显得神采奕奕。

那么睡眠为什么会让我们变得美丽呢？原来，当我们进入熟睡状态时，大脑会释放一种特殊的生长激素，促进皮肤的新生和修复，保持皮肤细嫩、有弹性。与此同时，人体内的抗氧化酶活性也会相应提高，从而有效清除体内的自由基，保持皮肤的年轻态。反过来说，如果睡眠不好或睡眠不足，生长因素的浓度和抗氧化酶的质量就会下降，从而引起痤疮、粉刺和皮肤干燥等皮肤问题，眼睛凹陷、黑眼圈更是睡眠不足的首要征兆。

此外，睡眠不足还会从许多方面直接或间接影响美丽，直至影响我们的身体健康。具体说来，这主要表现在以下几方面：

第一，睡眠问题会间接导致肥胖。睡不好觉会变胖？可能很多女性会觉得不可思议，但事实的确如此。科学研究表明，我们的身体里有一种叫做瘦素的荷尔蒙，这是一种维持身体不至于突然增重的重要物质。当睡眠不足或睡眠质量不佳时，体内的瘦素就会逐渐下降，受此影响我们就会产生一种很想吃东西的信息，从而大量饮食，多余的脂肪自然会在体内越积越多。

第二，睡眠不好的人更容易衰老。前面说过，熟睡时，我们的大脑会分泌较多的生长激素，它拥有使细胞再生的能力，可以让我们的肌肤保持年轻光彩、有弹性。反之，当睡眠质量不佳时，肌肤细胞无法进行更新，或者更新速度较慢，我们的气色自然显得暗淡。经常睡不好觉，整个人就会看起来更加衰老。需要提醒的是，相对于男性来说，女性必须睡得比较久、比较深才能获得足够的生长激素，而且年纪越大时，生长激素的分泌量会越来越少，所以要想保持青春不老，拥有充足的睡眠是关键。

第三，睡眠不好会让人情绪变坏。睡眠不好的人，不但注意力无法集中、精神涣散，也因无法化解积存已久的心理压力，变得很容易出现生气、躁动等情绪上的反应，严重时甚至会引发更多精神层面的疾病，如忧郁症、躁郁症、记忆力减退等，甚至变成生活中的定时炸弹，害人又害己。

第四，睡眠不好容易引发多种疾病。睡眠不好乃至长期失眠本身就是一种严重病症，另外睡眠不足还是引发心脏病、高血压、免疫功能失调、内分泌失调、抵抗力下降、糖尿病体质等多种健康问题的根源。所以，即使你把美丽看得很淡，也要为自己的身体健康考虑，毕竟健康第一。

既然科学已经证明睡眠对美容有如此神奇的功效，也对我们的美丽和健康有着如此严重的影响，那我们为何不对自己更好一些，让生活变得简单一些，让美容不再是少数人享有的特权呢？

当然，拥有良好的睡眠并非易事。无论是生活、工作的压力，还是受吸烟、饮酒等不良习惯的影响，睡觉这种再简单不过的本能却让很多人难以做到。在此为大家提供一些秘诀，希望大家每天都能够安然入梦，越睡越美。

①**睡前洗个热水澡。**临睡前轻轻松松洗个热水澡，最好是泡澡，可以促进副交感神经发挥功效，从而帮助我们入睡。需要注意的是，泡澡时水温不能太高，因为高温会使体温上升，刺激交感神经，那样的话你会更加兴奋，更加难以入睡。

②**临睡时做个柔软操。**临睡前做一段柔软操或一些简单的伸展运动，有助于缓解一天下来的紧张情绪，也能让副交感神经发挥作用，帮助入眠。

③**白天多到户外运动。**生活中我们发现，经常运动的人总是睡眠质量较高，这是因为运动可以促进交感神经功能发挥，进而促进自律神经恢复正常。经常运动的人，不仅早上有精神，晚上也更容易入睡。不过千万别做过于激烈的运动，那样反而会促使脉搏跳动次数增加，让交感神经过度旺盛，如此一来就更没办法入睡了。

④**晚餐适量吃些有助睡眠的食品。**《黄帝内经》中说："胃不合则卧不安。"可见夜里能否睡得好，与晚餐吃了什么食物非常重要。现代营养学家也指出，导致睡眠障碍的原因之一，就在于人们在晚餐中吃了一些"不宜"的食物。所以，晚餐时必须远离那些让人夜不能寐的食物，转而适当吃些有利于睡眠的食物。对一般人群而言，牛奶、小米、苹果、核桃、芝麻、葵花子、大枣、蜂蜜、全麦面包、醋等食物都有助于睡眠。而辣椒、

大蒜、洋葱、酒类以及所有含咖啡因的食物则会让人失眠，生活中要引起注意。

所以，塑造美丽形象，首先要从营造良好睡眠开始。只要每天保持充足的睡眠（不少于7小时但不超过9小时），并持之以恒，过不了多久，你就会拥有健康的皮肤和愉悦的心情。

五、保养是一种心态

佛说：物随心转，境由心造，烦恼皆由心生。

一位哲人说："你的心态就是你真正的主人。"

一位伟人说："要么你去驾驭生命，要么是生命驾驭你。你的心态决定谁是坐骑，谁是骑师。"

一位艺术家说："你不能延长生命的长度，但你可以扩展它的宽度；你不能改变天气，但你可以左右自己的心情；你不可以控制环境，但你可以调整自己的心态。"

狄更斯说："一个健全的心态比一百种智慧更有力量。"

爱默生说："一个朝着自己目标永远前进的人，整个世界都给他让路。"

这些话虽然简单，但却经典、精辟，一个人有什么样的精神状态就会产生什么样的生活现实，这是毋庸置疑的。就像做生意，你投入的本钱越大，将来获得的利润也就越多。

生活中，一个好的心态，可以使你乐观豁达；一个好的心态，可以使你战胜面临的苦难；一个好的心态，可以使你淡泊名利，过上真正快乐的生活。人类几千年的文明史告诉我们，积极的心态能帮助我们获取健康、幸福和财富。

（一）心态决定人生

你的心态就是你的主人。在现实生活中，我们不能控制自己的遭遇，却可以控制自己的心态；我们不能改变别人，却可以改变自己。其实，人与人之间并无太大的区别，真正的区别在于心态。所以，一个人成功与否，主要取决于他的心态。

（二）生气不如争气

人生有顺境也有逆境，不可能处处是逆境；人生有巅峰也有谷底，不可能处处是谷底。因为顺境或巅峰而趾高气扬，因为逆境或低谷而垂头丧气，都是浅薄的人生。面对挫折，如果只是一味地抱怨、生气，那么你注定永远是个弱者。

（三）有自信才能赢

古往今来，许多人失败，究其原因，不是因为无能，而是因为不自信。自信是一种力量，更是一种动力。当你不自信的时候，你难以做好事情；当你什么也做不好时，你就更加不自信。这是一种恶性循环。若想从中解脱出来，就得与失败作斗争，就得树立牢固的自信心。

（四）心动更要行动

心动不如行动，虽然行动不一定会成功，但不行动则一定不会成功。生活不会因为你想做什么而给你报酬，也不会因为你知道什么而给你报酬，而是因为你做了些什么才给你报酬。一个人的目标是从梦想开始的，一个人的幸福是从心态上把握的，而一个人的成功则是在行动中实现的。因为只有行动，才是滋润你成功的食物和泉水。

（五）平常心不可少

人生不可能一帆风顺，有成功，也有失败；有开心，也有失落。如果我们把生活中的这些起起落落看得太重，那么生活对于我们来说永远都不会坦然，永远都没有欢笑。人生应该有所追求，但暂时得不到并不会阻碍日常生活的幸福，因此，拥有一颗平常心，是人生必不可少的润滑剂。

（六）适时放弃才会有收获

命里有时终须有，命里无时莫强求。不要去强求那些不属于自己的东西，要学会适时地放弃。也许在你殚精竭虑时，你会得到曾经想要得到而又没得到的东西，会在此时有意外的收获。适时放弃是一种智慧。它会让你更加清醒地审视自身内在的潜力和外界的因素，会让你疲惫的身心得到调整，成为一个快乐明智的人。盲目地坚持不如理智地放弃。苦苦地挽留夕阳的人是傻人，久久地感伤春光的人是蠢人。什么也舍不得放弃的人，往往会失去更加珍贵的东西。适当的时候，给自己一个机会，学会放弃，才有可能获得。

（七）宽容是一种美德

俗话说得好："退一步海阔天空，让几分心平气和。"这就是说人与人之间需要宽容。宽容是一种美德，它能使一个人得到尊重。宽容是一种良药，它能挽救一个人的灵魂。宽容是一盏明灯，能在黑暗中放射万丈光芒，照亮每一个人的心灵。

（八）学会给心灵松绑

人的心灵是脆弱的，需要经常地激励与抚慰。常常自我激励，自我表扬，会使心灵快乐无比。学会给心灵松绑，就是要给自己营造一个温馨的港湾，常常走进去为自己忙碌疲惫的心灵做做按摩，使心灵的各个零件经常得到维护和保养。

（九）别把挫折当失败

每个人的一生，难免会遭受挫折和失败。所不同的是失败者总是把挫折当失败，从而使每次都能够深深打击他取胜的勇气；成功者则是从不言败，在一次又一次的挫折面前，总是对自己说："我不是失败了，而是还没有成功。"一个暂时失利的人，如果继续努力，打算赢回来，那么他今天的失利，就不是真正的失败。相反的，如果他失去了再战斗的勇气，那就是真输了。

（十）避免烦恼成心病

在现实生活中，终日烦恼的人，实际上并不是遭遇了太多的不幸，而是内心世界不健康。因此，当烦恼降临的时候，我们既不要怨天尤人，也不要自暴自弃，要学会给心灵松绑，从心理上调适自己，避免烦恼变成心病。

第五章　内心坚定　理性通达

一、做事当机立断

马丁·科尔说："世间最可怜的,是那些做事举棋不定、犹豫不决、不知所措的人,是那些自己没有主意,不能抉择的人。这种主意不定、意志不坚的人,难以得到别人的信任,也就无法使自己的事业获得成功。"在退休生活中,老警官并非一定要追求成功,但养成果断的性格将有助于客服生活中遇到的困难,在需要作出判断时不至于慌了手脚。

成功者当机立断,失败者犹豫不决。这是恒久不变的真理,看好了就去做,果断不一定带来成功,但犹豫不决一定导致失败。

那么,如何拥有果断力?下面的方法为您提供借鉴。

第一,不能有懒惰思想。切忌将本该做的事舍弃不做,或者是避重就轻,专挑省力的做。

第二,认真对待每一件小事。凡是自己应该做的事情,不论大小都要认真对待,并把它做好,绝不找借口拖延。

第三,做到"做事讲方法,行动有效率"。要做到这一点,就要养成做事专心致志的作风,同时,养成"今日事今日毕"的良好习惯。做事不拖延,不让琐事缠身,内心就会感到轻松。

第四,善于进行综合分析。心理学研究表明,人们决策的依据来源于大脑思维的判断,而判断的前提则是外界信息的输入。关于某个具体问题的各种信息会输入大脑，加上大脑中原先储存的信息的综合作用，人们就可以作出判断。因而，如何在特定的场合中迅速而准确地对信息进行综合分析，是我们果断进行决断的关键。

第五，不要怀疑自己的决定。一旦选定了一个目标或一种达成目标的方法，你就要使其在现有的条件下尽量取得成功，而不应怀疑所做的决定是否正确。美国前总统艾森豪威尔在第二次世界大战中曾担任统帅，在著名的诺曼底登陆作战行动之前，有人问他，如果突击队从沙滩上被赶回大海时会是什么样的结果，他回答说："那将是非常不妙的，不过我从来没有考虑这种可能性。"

第六，有时也要"一意孤行"。被誉为"经营之神"的日本松下电器公司的创办人松下幸之助认为，在决策时，有时也要"一意孤行"。吸取众人的经验教训是成功的前提，但却不能因此而束缚住自己前行的脚步。有时当大多数人甚至全部人都不同意你做某事，而你却有十足的把握时，就需要立稳脚跟，坚定自己的意志。

第七，权衡利弊。人们在决断时，常常会碰上两种或两种以上的选择，觉得它们各有利弊，自己很难作出决断。在这种情况下，应根据"两利相权取其大，两害相权取其轻"的原则。"鱼我所欲也，熊掌亦我所欲也，二者不可得兼，舍鱼而取熊掌者也。"如果你迟疑不决，则可能你不仅会失去鱼，也会失去熊掌。

二、退一步海阔天空

人生在世，不如意的事情肯定会有，现实世界中，不公平的事情也会存在，在生活中，你遇到的也不可能都是好事，在际遇不顺的时候，在与人起冲突的时候，在陷入困境的时候，你会是一种什么样子呢？你将会怎样处理呢？

这就需要我们能以一种平和、坦然的心态来看待人生的困境和挫折，而不是消极地对待。在有些时候，往后退一步，也是一种积极的做法，是一种海阔天空的人生境界。毕竟，你懂得了生活，经历了生活现实中的风霜雨雪，明白了人生不会一帆风顺，然后，你再继续人生旅途时，自然就更清楚更有经验，更明白应该怎样去对待人生，应对挫折，对待你自己。

在与人相处的过程中，同样是这个道理，要宽于待人，有容人之心，那么在自己的人生路上就可以过得很快乐、舒心。无论是工作还是生活，如果一直让自己在是非中打转，那将是多么可怜苍白的人生，如果能打开心胸，前景就会一片光明。

清朝康熙年间，张英在朝廷当文华殿大学士、礼部尚书。张英老家桐城的老宅与吴家为邻，两家府邸之间有块空地，供双方来往交通使用。后来邻居吴家建房，要占用这个通道，张家人不同意，双方将官司打到县衙门。县官考虑到纠纷双方都是官位显赫、名门望族，尤其张英身居高位，不敢轻易了断。

在这期间，张家人写了一封信，寄给在京城当大官的张英，要求张英出面，干涉此事。张英收到信件后，认为应该谦让邻里，便在给家里的回信中写了四句话："千里来书只为墙，让他三尺又何妨？万里长城今犹在，不见当年秦始皇。"

家人读过后，明白了其中的意思，于是主动让出三尺空地。吴家见状，深受感动，也出动让出了三尺房基地，这样张、吴两家的院墙之间，就形成了一个六尺的巷子。两家礼让之举和张家不仗势压人的做法传为美谈。

这就是流传至今的"六尺巷"的故事。我们在工作和生活中，经常见到同学之间、同事之间、邻里之间、亲人之间，为了鸡毛蒜皮、芝麻绿豆大的小事，引起争端，以致恶言相向，大打出手，拳脚相加，甚至闹上法庭，最后往往是两败俱伤。

法国西南小城塔布曾经发生过这样一件案件：

阿兰·马尔蒂是一名警察，一天晚上他身着便装来到市中心的一间烟草店门前，准备买包香烟。这时店门外一个流浪汉向他讨根烟抽。马尔蒂说他正要去买烟。

等到马尔蒂买完烟出来时，喝了不少酒的流浪汉仍纠缠着他索要香烟。马尔蒂不给他，于是两人争吵起来。互相指责和嘲讽下，两人的情绪越来越激动。这时，马尔蒂掏出了警官证和手铐，说："如果你不放老实点，我就给你一些颜色看。"对他的表现，流浪汉嗤之以鼻："你这个混蛋警察，能把我怎么样？"

马尔蒂火了，和流浪汉打了起来，两人扭打成一团。这时，旁边的人赶紧将他们分开，劝他们不要为一支香烟发那么大火。被劝开后，流浪汉一边骂骂咧咧，一边向附近一条小路走去，他边走边喊："该死的警察，有本事你来抓我呀！"这时，马尔蒂已经失去理智，他愤怒地拔出枪，冲过去，朝流浪汉连开四枪，流浪汉倒在了血泊中……

法庭以"故意杀人罪"对马尔蒂作出判决，他被判刑30年。

一个人死于非命，另一个人锒铛入狱，起因只是一支香烟，导致这一切发生的是当事人失控的情绪。其实，只要当事人能够冷静下来，能以退一步的态度来解决争端，事情就可以得到妥善的解决。多一点宽容精神，多忍让一点，就可以化干戈为玉帛。

退一步，并非是窝囊，而是一种宽容精神，是人们不可缺少的美德。以宽容之心对待他人，也会赢得他人的尊重和理解。退一步，显示了一个人的思想修养和道德情操。是一种虚怀若谷的大家风度，有了这种心态，就能使自己在身陷逆境时，安然度过困境；在一帆风顺时，平淡开心地生活。

总而言之，我们在面对工作和生活中遇到的那些各种各样的分歧和矛盾时，只要能做到宽以待人，团结为重，不但可以把矛盾化解，还会握手言欢。有一个宽阔的胸怀，多一份忍让，可以让生活多一些云淡风轻，心平气和，少一些勾心斗角，尔虞我诈。

三、人至察则无徒

有句话叫"人至察则无徒"，意思是人太精明了就没有伙伴、没有朋友，因为精明者往往容不得他人有小小的过错或性格上的小小差异，他过分要求与一己的同一或者要求所有人一举一动均符合或者满足一己的标准。但人总是有着各种不同的性格和待人处事的方式，因此出现摩擦以至矛盾、冲突是必然的结果，此时如果不能以一种宽容的精神调和于其间，事势就将无法收拾，结局便是人心不附，众叛亲离。

人生难得事事如意，如果能学会忍耐，婉转退却，就可以获得无穷的益处。在人际交往中，如果能舍弃某些蝇头微利，也将有助于塑造良好的自我形象，获得他人的好感，为自己赢得友谊和影响力。"好汉敢吃眼前亏"，吃"眼前亏"的目的是换取其他的利益，是为了生存和实现更高远的目标。

中国传统文化中的"和为贵"、"中庸之道"、"己所不欲，勿施于人"，都包含有妥协的意思。凡事有所失有所得，若欲取之，必先予之。善用妥协之法，能给自己带来意想不到的收获。

妥协也是现实生活中，人们解决彼此矛盾冲突、求得和谐共存的一种办法，也是人们时常采取的一种行为方式。是采取妥协的方式还是对抗的方式来解决彼此之间的矛盾冲突，这一方面取决于人们行为的具体目标，另一方面取决于面临的具体环境和条件。

有一对中年加拿大夫妇，婚姻濒临破裂的他们准备作一次长途旅行。两人在旅行前约定：如能找回往日的爱情，就继续生活在一起，不能的话则选择离婚。他们来到了一个山谷旅游区，这时天上下起了大雪，他们无法出游，只好待在旅馆房间里，看着漫天的大雪飞舞。不经意间，他们发现由于特殊的风向，东坡的雪总比西坡的雪下得大而密。不一会儿，雪松上就落了厚厚的一层雪。然而，每当雪落到一定程度时，雪松那富有弹性的枝丫就会向下弯曲，使雪滑落下来。就这样，反复地积雪，反复地弯曲，反复地滑落，无论雪下得多大，雪松始终完好无损。其他的树则由于不能弯曲而很快就被压断了。在积雪过后，雪松又可以挺直身躯，枝干向天伸展。这对夫妇在雪松的身上领悟到了婚姻的真谛，经营婚姻和爱情有时候要像雪松枝那样适时地弯曲。

雪松在风雪中的弯腰是一种与自然妥协的态度。妥协并不是屈服，而是一种与生活和解的态度。很多时候成就一件事情，并不是靠最大最好，而是靠妥协和坚持。

为了到达将来的彼岸，我们首先需要心平气和和倾听，需要宽忍。当然这绝对不是一件容易的事情，也许我们需要倾听的是别人愤怒的咆哮，需要宽忍的太多。生活是为自己在乎的人或事物或感情而妥协，直到找到平衡点……人要学会妥协才能走向成功！

四、学会换位思考

人应当以对待自身的行为为参照物来对待他人。人应该有宽广的胸怀，待人处事之时切勿心胸狭窄，而应宽宏大量。倘若将自己所讨厌的事物硬推给他人，不仅会破坏与他人的关系，也会将事情弄得僵持而不可收拾。人与人之间的交往确实应该坚持这种原则，这是尊重他人、平等待人的体现。人生在世除了关注自身的存在以外，还得关注他人的存在，人与人之间是平等的，切勿将己所不欲施于人。

所谓"己所不欲，勿施于人"，就是用自己的心推及别人；自己希望怎样生活，就想到别人也会希望怎样生活；自己不愿意别人怎样对待自己，就不要那样对待别人；自己希望在社会上能站得住，能通达，就也帮助别人站得住，通达。总之，从自己的内心出发，推及他人，去理解他人，善待他人。"己所不欲，勿施于人"简单地说就是推己及人，设身处地为别人着想。

我们常常习惯以自己的喜好去安排别人的生活，却没想过别人是否真心愿意接受。而当你能换位思考，站在别人的立场上考虑问题，尊重别人、理解别人时，往往能得到更多。多些爱心，多点关怀给他人，就会得到更多回报。

换位思考在人际沟通上非常重要，如果不了解对方的立场、感受及想法，我们就无法正确地思考与回应。这就要求我们多"理解"别人的想法、感受，从对方的立场来看事情。

有一位双目失明的老人家住一条小巷，他一个人生活，每当夜晚来临时，他的窗前总是亮着一盏明亮的灯。

有人看了觉得奇怪，就问他："你既然看不见，为什么还要在窗前点一盏灯呢？"老人回答说："我点灯并不是给自己照路，而是为别人提供光明。如此一来，别人也就容易看到巷子里的路，不会摔倒。而我出门时，别人看到门前的光，也不会误撞到我。这样不但可以保护自己，也帮助了他人。"

换位思考需要我们多一点爱心，但是不幸的是，许多人的换位思考却缺少了这一个要素。他们或是站在自己的位置上去"猜想"别人的想法及感受，或是站在"一般人"的立场上去想别人"应该"有什么想法和感受。

换位思考看似是一个非常简单的道理，然而在实际生活中却很难做到这一点。很多人会认为别人总是不理解自己，不体谅自己，而自己呢，却也很少想到或者真正做到全面去理解别人，总是犯只知道一面锣不知道两面鼓的低级错误。

在生活中需要换位思考。叶圣陶很重视教育儿女。他反复告诫儿女们，使他们懂得：我们是生活在人们中间的，在我们以外，更有他人，要时时处处为他人着想。例如，他让儿子递给他一支笔，儿子随手递过去，不想把笔头戳在了叶圣陶手心里。叶圣陶就对儿子说："递一样东西给人家，要想着人家接到了手方便不方便。你把笔头递过去，人家还要把它倒转来，倘若没有笔帽，还要弄人家一手墨水。刀剪一类物品更是这样，决不可以拿刀口、刀尖对着人家。"再如，冬天，儿子走出屋子没把门带上，叶圣陶就在背后告诉他："快把门带上，难道怕把尾巴夹着了吗？"次数一多，叶圣陶只喊："尾巴，尾巴！"就这样，渐渐养成了儿子冷天进出随手关门的习惯。此外，叶圣陶还告诫儿女开关房门要想到屋里还有别人，不可以"砰"的一声把门推开或带上，要轻轻地开关。换位思考有助于养成生活中的好习惯。

在人与人的交往中需要学会换位思考。现实生活中，人们总是渴望得到他人的尊重和理解，而在产生矛盾后，却总是固执己见，互不相让，这就很容易造成人际关系的恶化。在人际交往中，人与人之间需要真诚相待，相互尊重，通过换位思考，会获得更多的尊重。

换位思考是将心比心，结果是和谐双赢。

五、善行义举，乐于助人

乐于助人，是一种朴实的中华传统美德。每个人都有遇到困难的时候，最需要别人给予帮助。如果人人都献出一点爱，将不再会看到别人因得不到帮助时焦急的脸庞。追求快乐和幸福，是每个人的人生目标。追求快乐的道路有千千万，但都离不开一个坚实的基础：即每个人的幸福快乐与其生活的社会和周围环境的和谐稳定息息相关。

关于"地狱和天堂"的寓言就形象地说明了这个道理——同样是一群人拿着长筷子围着一口盛满食物的大锅。当人人只考虑往自己的嘴里夹饭时，结果只能是人人吃不上饭，饿得骨瘦如柴，痛苦难耐如同地狱；而当每个人都想到把饭送到别人的口中时，人人都有饭吃，幸福温暖如同天堂。如今从"雷锋传人"郭明义等人的事迹中，我们再次体会到，生命之花只有在为他人和大多数人绽放时，才最有光彩。我们当中许多人，尽管物质财富上很贫乏，但其精神世界却充实而富有，有些富翁与之相比，却更像乞丐般"贫穷"；他们在爱与奉献中得到的快乐，是那些一心谋私和贪婪索取之徒永远无法企及的。

助人为乐是中华文化自古以来所倡导的美德，从先哲"君子贵人贱己，先人而后己"、"老吾老，以及人之老；幼吾幼，以及人之幼"的教化，到"施比受快乐"的哲理，人们都不陌生。可为何在市场经济的冲击下，会出现"拔一毛利天下而不为"的现象？为何有不少人秉承"事不关己，高高挂起"的消极原则充当冷漠看客？人们甚至感慨"道德沙尘暴"正呼啸而来，"利己主义者"大行其道！

在全社会追求"幸福指数"的今天，助人为乐模范事迹引发的震动可想而知。这更警醒我们，人生观、价值观的形成，不是一朝一夕的事，良好社会风尚的形成也必须扎稳根基。郭明义等人用实际行动告诉我们，"乐于助人"不是高高在上的道德，不是"高大全"式的遥不可及。助人为乐者的善行义举就体现在日常生活中。实践的第一步是从我做起、从现在做起、从身边小事做起，树立"我为人人，人人为我"的观念。涓涓细流可以汇聚成江洋大海，如果每个公民都能在点滴处"为人人"，积极践行爱与奉献的精神，全社会就能逐渐形成良好的风尚。

当然，让助人者得到快乐，也离不开司法的保障。一定要让真心助人者免受利欲熏心的反噬，这是底线！再就是行政法规的完善，让乐于助人者能够享受应有的人身、利益保障，然后才是表彰、奖励等层面的制度保障。若每一个助人者都受到尊崇，每一个损人者都遭到唾弃，"授人花朵，手有余香"自然会成为人们的追求，乐于助人之风也自然将回归社会的主流。

第六章　心理保健小妙法

一、学会幽默

幽默是通过影射、讽喻、双关等修辞手法，在善意的微笑中，揭露生活中的讹谬和不通情理之处。俄国无产阶级革命家列宁也说："幽默是一种优美的、健康的品质。"科学研究表明，在正常人群中，拥有幽默感的人比缺乏幽默感的人相对长寿；在癌症患者当中，这一作用更加明显：与极具幽默感的患者相比，缺乏幽默感的患者，其死亡率要高出70%之多。可见，幽默不仅是一种情操，而且还是一个人内在品质的外在表现，更是一种最高境界的生活艺术。幽默是一种特殊的情绪表现。它是人们适应环境的工具，是人类面临困境时减轻精神和心理压力的方法之一。

幽默可以淡化人的消极情绪，消除沮丧与痛苦。具有幽默感的人，生活充满情趣，许多看来令人痛苦烦恼之事，他们却应付得轻松自如。用幽默来处理烦恼与矛盾，会使人感到和谐愉快，相融友好。那么，怎样培养幽默感呢？

幽默的基本技巧：

第一，必要时先"幽自己一默"，即自嘲，开自己的玩笑；

第二，提高观察力和想象力，要善于运用联想和比喻，把两个不同事物或想法连贯起来，以产生意想不到的效果；

第三，提高语言表达能力，注重与形体语言的搭配和组合。

有人说幽默是人的一种性格，笔者觉得幽默更是一种生活的态度。

其实生活中快乐的事很多，你只要有坦然的生活态度，就能使自己变得高兴起来。幽默也是能培养出来的。

幽默属于乐观的人。消极悲观的人，是笑不起来的；充满狐疑的人，话里难以荡漾暖融融的春意；整天心情抑郁的人，话里肯定有解不开的忧郁。只有心胸坦荡、超越了得与失的乐观之人，才能笑口常开，妙语常在。山间的清泉之所以汩汩流淌，是因为山上有永不枯竭的水源；幽默的人之所以语言风趣，是因为他们的内心永远都有一种豁达开朗的态度。

一个人只有具备乐观的信念，才能对于一些不尽人意的事泰然处之。幽默是一个人对待生活态度的反映，是对自身力量充满自信的表现。即使暂时处于逆境，仍能对生活充满信心，在生活中发掘幽默，用快乐来熨平生活留下的伤痕。

而对那些整天皱眉、心事重重的人来说，生活充满了痛苦和绝望，快乐不过只是幻觉。这样的人的谈吐又如何有幽默可言呢？

一次，有一个女翻译与士兵们一起开庆功会，在与一个士兵碰杯时，那个士兵由于过于紧张，举杯时用力过猛，竟将一杯酒泼到了女翻译的头上。士兵当时吓坏了，可女翻译却用手擦擦头上的酒笑着说："小伙子，你以为用酒能滋养我的头发吗？我可没听说过这个偏方呀！"说得大家哈哈大笑，这令这个士兵对女翻译充满了感激和崇拜。

幽默的人，说出话来虽让人感到如憨似傻，却因心境豁达，反而令人感受到他厚实的天性和无穷的智慧。如果人人都能拥有一份旷达朗润如万里晴空的心境，他们说的话，也就完全能够达到"无意幽默，但却幽默自现"的境界。

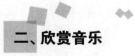

二、欣赏音乐

音乐家冼星海说："音乐是人生最大的快乐；是生活中的一股清泉；

是陶冶性情的熔炉。"

音乐疗法是心理治疗方法之一,是利用音乐促进健康,特别是作为消除心身障碍的辅助手段。心理专家认为,音乐能改善心理状态。通过音乐这一媒介,可以抒发感情,促进内心情感的流露和相互交流。

自古以来,人类不仅把音乐作为艺术欣赏,而且作为强身健体的一种手段。音乐的作用在中国、印度、希腊和阿拉伯的原始文化中已被人们所关注。早在两千多年前,我国的"乐记"就认为,音乐不仅能和谐生活、修身养性,还可以调节精神,有益健康。在16和17世纪的音乐与医药的著作中,可以找到这方面的详细记载。自18世纪起,国外已开始对音乐心理治疗的研究。1807年,利赫订塞尔(P. Lichtenthal)出版了一本名著《音乐医生》。此后,人们对于音乐对人的生理和心理的影响的科学研究兴趣与日俱增。1950年,美国创立了国立音乐治疗协会。20世纪50年代诞生了"音乐理疗学"。目前,音乐疗法已在欧美、日本等地广泛开展。

许多临床资料和实验研究证明:音乐可以集中注意力、增强记忆力、活跃思想。若让老警官听他青年时代熟悉的抒情、轻松的音乐,可以唤起对青年时代美好的回忆,有助于调节情绪,增强生活信心,可以调节呼吸、循环、内分泌等系统的生理功能,对精神和神经系统有良好的影响;音乐还具有良好的镇静、镇痛作用。

三、与知己唠嗑

人的情绪都是需要发泄的,老人也不例外。如果老人每天只有老伴作为唯一的依靠,就会倾向于对老伴要求过高,把老伴当做自己唯一的情绪发泄出口。这时候,如果老人能有一些朋友整天说说笑笑,相当于分散了老人的心理需求,对老伴的苛求自然就会减少,夫妻关系也就会变好。

另外,多交朋友还可以丰富老人的退休生活,使他们活得有朝气。其实,多与知己唠唠嗑,心情自然就会好,跟老伴也会有话可说。

交朋友对任何年龄的人都是有益的。对老警官来说，交一两个知心朋友好处就更多了。从美国发表的一份对长寿老人的调查报告，就得出一个很有意思的结论：长寿老人朋友多。在接受调查的1730名年逾八十的老寿星中，社会接触面广、朋友多的占83%，至今仍有知心朋友的达56%。因而调查者认为，广交朋友、交好友是老警官长寿的一个重要因素。

交朋友有助于自我调节情绪以达到心理平衡。老警官离开工作岗位，开始难免有失落感，有时会发生心理冲突，因而情绪低落。长时间处于这种状态，有损身心健康。现代生活复杂多变，即使老夫老妻、父子、婆媳之间，也会不可避免地发生种种冲突，因此不良情绪不可能完全防止产生。尤其是自己有愤怒、焦虑、忧伤、恐惧等情绪出现时，不要过分克制、压抑，而宣泄就是较好的调节方法。"宣泄"的对象，当然是你的知心朋友，他们会耐心地听你诉说，懂得如何开导、帮助你，一旦找到办法，不良情绪的困扰就很快会摆脱。所以有人认为，好朋友往往胜过一些心理医生。当老警官身患重病时，朋友的探访，会带来难以估量的精神安慰。朋友的安慰和鼓励，会使身体早日痊愈、康复。另外，文娱活动和体育锻炼对老警官健康长寿、丰富生活内容也是必不可少的。趣味相投的朋友结伴参加各类活动，不仅更安全，还会增加乐趣，巩固友谊。同时，朋友间相互倾述彼此得失，能开宽视野，寻找和享受人生的乐趣，由于他们无忧无虑、无话不谈。所以，心情舒畅，相互帮助，取长补短、不断学习新的知识，培养新的情趣，这样使生活更充实、更美好，从而身心健康、延年益寿。

老人交朋友有什么要注意的呢？

第一，老人需要交益友，不交损友。交一些能够理解自己、支持自己、胸怀大度的朋友，经常互相走访，对于活跃晚年生活、和谐夫妻关系都有好处。而对于一些到处传闲话、只知索取不知付出的朋友，不如不交。

第二，老人的夫妻关系也需要经营，当老人不把老伴当做唯一依赖

老有所医

时，也就间接地经营好了夫妻关系。有时候老人可以和老伴共同出外访友，这对于老人心情的提升很有好处，也利于夫妻之间多一些共同语言。

第三，做儿女的需要理解老人的心理，支持父母多往外走，多交好朋友，而不要以为这是老人不安分守己。毕竟，朋友多了，对老人的夫妻感情有好处，儿女的负担也会变小。

四、心理平衡六招

（一）快乐忘忧

在人生的旅途中对各种各样的信息应进行精心的筛选，千万不要让那些悲伤凉、恐惧、忧虑、彷徨的情绪困扰着我们。不要让那些不愉快的事情及诸多的烦恼笼罩在心头，从而失去了前进的动力。

（二）参加活动

已有研究表明，健全的社会支持会缓解人的精神痛苦。而社会支持，指的是所有的社会关系，包括家庭关系、朋友关系、同学关系、同事关系及社会保障系统等，简而言之便是人际关系。若这些关系都比较融洽的话，人的心理便比较健康。参加群体活动便是维系人际关系的有效做法。多参加群体活动会使人的心理健康，进而会减轻精神压力。

（三）宽以待人

人与人之间难免有争吵、有纠葛。只要不是原则性问题，就不妨"糊涂"一点。不要"得理不让人，无理争三分"，更不要因一些鸡毛蒜皮的小事争得脸红脖子粗而伤了和气。

（四）淡泊名利

现实生活中有些人把"名利"二字看得很重，为了达到个人目的常常挖空心思，不择手段。其实名利犹如过眼烟云，生不带来、死不带去，何苦把它看得那么重。淡泊名利，海阔天空。

（五）转移情绪

如果碰到不顺心的事情或与家人、同事发生争吵，不妨暂时离开现场换一下环境；与朋友谈心或参加娱乐活动，有助于冲淡或赶走不良情绪。自我控制是开始驾驭自己的关键一步。主动调整情绪，自觉注意自己的言行。在这种潜移默化中使自己拥有一种健康而成熟的情绪。要调整控制情绪，很好地驾驭自己，你可以先学一下"情绪转移法"，即暂时避开不良刺激，把注意力、精力和兴趣投入到另一项活动中去，以减轻不良情绪对自己的冲击。

情绪的转移关键是要主动及时，不要让自己在消极情绪中沉溺太久，立刻行动起来，你会发现自己完全可以战胜情绪，也唯有你可以担此重任。

（六）拓宽兴趣

兴趣是保持良好心理状态的重要条件。一个人的兴趣越广泛，适应能力就越强，心理压力就越小。比如，同样是从领导岗位上退下来，有人因无所事事而郁郁寡欢，充满了失落感；有人则感到"无官一身轻"，充分利用空闲时间看书、写作、绘画、种花、练书法等。可见，拓宽兴趣有助于人们拥有好心情。

五、给自己一个精神寄托

为了使自己能经常保持一种宁静泰然的心境，给自己一点精神上的寄托是很必要的。

精神上的寄托，完全是属于私人灵魂深处的东西，它不一定有很大的意义，不一定有什么积极的目的，它只是精神上的一片私人的园地，是灵魂的一个小小避风港，是躲避世俗牵绊的堡垒，是可以在那里找到自己，和自己心灵恳谈的一个秘密的花园。

给自己找一所灵魂的寄托，并不是什么消极的逃避，反而是一种积极的养精蓄锐。正如有位名人说："我休息就是为了工作。"笔者也很赞同，让灵魂休息一下，养一养它在尘世忙碌后所受的伤，然后再去为生活而奔波。

在这个世界上，几乎很难找到一个人，可以整天做自己想做的事，过自己想要过的生活。每个人都必须表演一些自己不愿意表演的角色，做一些自己不喜欢做的事，所以，有些人，只要一有时间就会去看一些书，去养一些花草，去钓鱼，去欣赏一些影片，会亲自下厨煮一些自己喜欢吃的食物。人们总会为许许多多的生活琐事而烦扰，没有了充足的时间或者过多的精力去做自己喜欢的事，那么，这一点点的嗜好，就是他们唯一的精神的小小寄托。他们可以在这里找到自己，找到生活的真味，远离尘世所带来的烦恼。

假如，你也是懂得生活，同时也懂得自己的人，那么，你就会在生活中找到那么一些让你安心，让你忘忧，使你沉醉的所谓的寄托。

这样的寄托有时很容易找到，一本书、一张唱片、一支笔、一张纸，或者集邮、摄影、游山玩水，只看你兴趣在哪一方面，只看你是否诚心去找。

匆忙的生活使自己忽略了许多美好的、值得欣赏的东西，只有当自己找到心灵的寄托之后，才能有余情去欣赏这世界可爱的一面，才有机会去享受真正属于自己的人生。

六、调节情绪远离噩梦

临睡前，外国人喜欢道"晚安"，而我们中国人最喜欢祝福别人做个好梦。其实，无论是好梦还是噩梦，人人都会遇上。只不过，对于美梦人们的记忆持续短暂，或者能清晰地认识到"不过是一场梦罢了"，而对于噩梦，人们时常会记忆犹新，并且喜欢与现实中的场景相联系，从而把梦境中的恐惧延续到现实生活中来。噩梦会让人担惊受怕、萎靡不振、注意力不集中、神情恍惚……

很多人认为是经常做梦影响了睡眠质量，导致起床后浑身酸痛、头昏脑涨、精神萎靡，而且他们认为噩梦的影响力尤其严重，梦中的奔跑、跳跃、惊慌都异常真实，梦境中的劳累和恐惧甚至会延续到现实中来，影响正常生活。要彻底弄清楚这些问题，首先要了解梦境到底是怎样产生的。人为什么会做梦呢？医学界认为，梦境的发生和人体的生理机制和心理机制问题都有着密切的联系。

第一，外界的刺激。比如最近或者当天，也有可能是童年的时候，受到过严重的袭击、打骂、惩罚、受伤等，这些外界的强烈刺激，只要被记忆之后，存储于脑部，就会产生长时期的影响。

第二，"日有所思，夜有所梦"的说法也存在着一定道理。许多科学家发现，梦里往往会重复白天的一些经历。

第三，有的梦却是无关现实中的事情和人物的。根本和现实就没有任何联系和无逻辑的梦容易让人产生不安的情绪。

对于噩梦或者无迹可寻的怪梦，科学家认为都是因人体心理机制变动而产生的反应，千万不能依此作出某种预示。如果噩梦连连，而且真的感觉到身体不适，有可能是健康受损的一个信号。

说自己整夜都在做噩梦的人，实际上只是从梦中惊醒一刻，但是却会产生一整晚都在做梦的感觉。连续多日如此的话，即使是铁人也会被折磨得垮掉。为了缓解症状，改善睡眠效果，他们会选择服用安眠药，增加深度睡眠。

但是服用安眠药只能作为一种辅助治疗手段，解除引起睡眠不良的心理疾病才是治疗的根本方法。采取正确的方法和态度去面对心理上的困难，并逐步地解决现实中的困难和矛盾，睡眠也就能因此恢复正常，令人痛苦的噩梦就会减少。

改善身边的环境，调节饮食有助于改善睡眠。平时可以多食用食醋、糖水、莲藕、牛奶、葵花子、大枣，这些都可以帮助人们一觉睡到天亮。睡前不能进行剧烈的运动，以减少对神经的刺激，而卧室则不需要强烈的颜色来装点，睡前切勿猛吃猛喝。以下是几个减压利眠的小方法。

第一，懂得运用幽默、微笑调节情绪，用自我催眠和深呼吸等方法来放松身心。任何时候都不要失去自信心以及乐观的生活态度。

第二，高温桑拿。通过蒸汽与皮肤的接触，扩张毛孔，排出毒素、毛孔分泌物，从而促进血液循环和新陈代谢，是一种"被动运动"。这比休息和睡眠更能快速地减轻工作和生活压力，同时恢复体力和精力。

第三，自制安神补脑汤。做法如下：

材料：黄精、玉竹、决明子、川芎、猪排骨、猪瘦肉、生姜、蒜末、料酒。

做法：将药材煎汤去渣；将猪排骨、猪肉、生姜、蒜末放入陶瓷煲中煮沸；加入备好的药汁，放入光波炉内用小火煨炖至肉料熟；最后加入料酒、酱油、食盐、味精即可。

功能及主治：补脑安神、调和气血；适用于脑力不足、头晕目眩、失眠健忘、疲倦乏力的患者。

第七章　内外和谐好心情

老年人活的就是一个心态，颐养天年关键在于心情好。只有营造出家里家外的和谐氛围，夫妻恩爱，家庭和睦，邻里团结，才能心情舒畅，身体健康，晚年幸福。

一、白头到老不容易

多数老警官都是双职工，退休前工作忙，由警察职业的特点决定，值班多、出现场多，没有精力照顾家庭，夫妻俩在家里经常碰不上面。很多人都许愿退休后一定要在家好好陪陪老伴，分担一些家务，以弥补退休前对家庭的愧疚。但退休后，天天在家里面对老伴，有的家庭又产生了一些矛盾，处理不好的话还会导致矛盾升级，家庭破裂。因此，夫妻恩爱和谐才能过上幸福的退休生活。

（一）少年夫妻老来伴

执子之手，与子偕老。这是所有有幸结婚并相守一生的夫妻的美好愿望，人到老年更希望婚姻能幸福长久，其实只要在婚姻生活中注意一些细节，这并非不可能成为现实。夫妻会在如何相处问题上发生分歧，因为许多人的夫妻关系观念深受自己父母家庭的影响，可能差别很大。经常会见到一些夫妻，虽然头发都白了，还是手挽着手并肩走，看起来很是幸福。那是因为他们在一些小事上，至少有一方可以让步，毕竟小矛盾累积起来，可能变成大问题，总之，凡事皆有商量最重要。一是经济问题多商量。老夫妻要在经济上互相多商量，合理安排，民主理财。只要老夫妻共同努力，便能永结同心，白头偕老。二是吵架时宜讲艺术。如果出现矛盾，发生了口头上的争执，那就要运用吵架的艺术。吵架要从团结出发，不能毫无顾忌地伤害对方。有人总结了吵架的七原则：以冷对热、说话有分寸、就事论事、君子动口不动手、及时刹车、不中断"外交"关系(不离家、不分居、不冷战)、不在外人面前吵。三是出现矛盾应迁就。夫妻间难免发生矛盾，要解决矛盾，首先要对矛盾的根源进行分析，问题到底出在哪儿？如果是细节问题，互相迁就才是上策。作为配偶，不能太固执，太钻牛角尖，一定要按自己的意见行事是不行的。如果是自己错了，要主动向对方认错，觉得难为情，可以用含蓄一点的方式表达，只要让对方知道自己的歉意，目的就达到了。要注意的是，无休止的责难是夫妻相处的大忌，得理不饶人，会使本来已经基本解决的问题更加严重。

离退休老警官中的恩爱夫妻数不胜数，公安部机关和全国各地公安机关都曾为结婚50年以上的老警官夫妻举办过各种形式的"金婚"纪念活动，以表示对这些模范夫妻的尊重和关怀。

（二）老年夫妻相处的艺术

生活上相互关心。少年夫妻老来伴，在生活上就要互相照顾，互相关心。老年夫妻大多处于空巢状态，儿女结婚成家走了，家中空空荡荡，只有与老伴朝夕相对，这样往往就会使人产生一种难以名状的空虚感。而老夫妻之间的相互照顾、互相关心，就有利于消除空虚感，增进夫妻间的感情。在生活中，一些老年夫妻除了受疾病煎熬之外，还备受感情煎熬，这除了环境因素的影响外，自身的心理素质差也是主要原因。老年夫妻如果能做到以下四点，对维持老年期的心理、婚姻健康是有很大裨益的。一要相互尊重。老年夫妻不论原来职位高低、能力大小、健康状况好坏，在家庭生活中都是平等的，应互相尊重。家中的事情要共同商量，若有分歧，要耐心说明解释，切忌置对方意见于不顾而自行其是；在子女和外人面前，要注意尊重对方。二要相互宽容。"海纳百川，有容乃大"这句话说明了相互宽容、忍让的重要意义。老年夫妻的"容"，既指容人之长，并虚心向对方学习，也指容人之短，并予以必要的宽容和谦让。家庭生活的方方面面，具体而又琐碎，老年夫妻朝夕相处，难免有时意见相左，遇到这种情况，一定要以夫妻情谊为重，多谅解，千万不要埋怨指责，更不应算老账，揭伤疤。三要相互体贴。老年人随着年龄的增长，生理和心理机能逐渐衰退，自理能力也随之减弱，这就需要在生活上有人照应，而老伴的照顾则是最周到、最贴心的。老年夫妻间要共同承担家庭义务，关怀彼此的衣食住行，平时要尽可能多一些时间与老伴在一起，尤其是只有老年夫妻单独生活的家庭更应如此。老年夫妻间既应该是生活上的依靠，也应该是精神上的支柱。四要相互信任。多疑猜忌是破坏夫妻感情的无形杀手。老年夫妻的爱情虽经历了长期考验与磨砺，但仍需通过相互信任来加以巩固和发展，夫妻双方有了疑虑要及时交换意见，认真消除误会与隔阂。

（三）再婚夫妻如何过好日子

老人再婚后一定要加强磨合，再婚夫妻的性格、爱好和生活习惯不完全一样，只有在互相尊重的前提下不断磨合，才能相互适应。应该尊重和允许对方有自己的兴趣和爱好，尽量满足对方的心理需求。同时，应充分理解和尊重对方的饮食习惯、作息习惯、娱乐习惯。爱其所同，敬其所异。一是要坦率地对待前婚关系。再婚的夫妇产生矛盾或不顺心时，不要动不动就拿前夫或前妻作比较，有意或无意地流露出怀旧的感情。再婚夫妇双方应正确对待对方过去的婚姻史。凡对方不愿讲的，不要一味追问，允许对方对已故伴侣的怀念。有的人因子女关系，要与前夫或前妻进行正常的接触，对方不要神经过敏疑神疑鬼，要给予她或他更多的抚慰，以增进感情。二是妥善对待对方的子女。再婚的夫妇双方一般都有子女，不少子女已长大成人。由于受世俗偏见的影响，一些子女觉得父母再婚，自己脸上不光彩。因此再婚的夫妇要做好双方子女的思想工作，对待对方子女要视同亲生子女一样，在称呼和姓氏问题上不要过分要求。三是双方经济要公开。对再婚前的财产要确定各自的所有权；同子女一起生活的应做好再婚前的析产工作；对子女提出的对生父（母）遗产的继承要求，应予支持。再婚后的任何一方收入均为共有财产，大的开支要商量办事。如果一方对自己的子女要给予资助时应征得对方的同意和谅解。四是要互相谅解互相关心。双方要保持情绪稳定。遇事要平心静气地商量，互相谅解，互相关心，消除矛盾，使爱情不断升华，巩固和睦幸福的新家庭。双方一旦意见分歧，应当就事论事，不要牵扯往事，不要过分强调自己的意见，只要对方的意见合理就应赞同；若对方的意见行不通，就耐心解释。五是不能冷淡亡故老伴的亲属。丧偶的老年人再婚，一定不要忘记亡故者的亲属，要像生前那样对待亡故者的亲属，建立礼尚往来的关系。六是再婚一定要有爱。老年人失去配偶后再婚，是十分正常的事。然而，由于老人的经历和生活环境等与初婚不同，因而产生再婚的心理动机也千差万别。有的为了摆脱生活的不便，有的出于经济拮据与生活的压力等，也有的想通过再婚得到遗产、改善住房条件、解决户口进城或为了子女就业等。由这些不纯动机所形成的再婚夫妇，大多没有稳定的婚姻基础。婚姻的幸福，需要有爱情为保证，只有从爱的需要出发而产生的再婚动机，才能使再婚者得到幸福。

二、婆媳相处也有潜规则

　　家庭中的婆媳关系一直是大家公认的敏感问题，只要有儿子的家庭就不可能回避这个问题。特别是在退休后，许多老人帮助子女带孩子，做家务，相处的时间增多了，付出也比退休前多了，有的老人甚至完全放弃了自己的生活习惯和爱好，将全部精力都放在了子女孙辈身上，这样就容易越俎代庖，干涉子女自己小家的事务。一旦发生冲突，引起不愉快，往往会委曲难忍，感到出力不讨好，使自己的身心倍受伤害。所以，退休老警官不论自己是婆婆还是公公，处理好婆媳关系和帮助老伴处理好婆媳关系都是家庭和睦不可缺少的一个环节。

（一）以诚相待，相互理解

要视媳妇为亲生儿女，这是搞好婆媳关系的关键。儿媳跟儿子同舟共济，是终身伴侣，是孙子、孙女的母亲，是地地道道的自家人。古语有"待媳不待女"的说法，说明媳妇与婆婆的关系确实关键。如果婆婆把儿媳妇看成是自家人，即便婆媳之间有些生活习惯、做事方法、说话待事不一致，也完全可以理解和谅解。同时，婆婆对儿媳妇不应要求过高，不能要求儿媳妇是雷锋再世，处处吃苦在前，享乐在后，事事孝敬公婆，时时体贴丈夫。这种高要求、严格标准的背后，是一种把儿媳妇当做外人的心理反应。你只要求儿媳如何，却没有想到对儿媳妇应如何。这是不公平的，必然是失望的多，如愿以偿的少，接着便是埋怨和争吵。婆婆只有真心实意地把儿媳视为亲生儿女，以心换心，以情换情，儿媳妇才会把婆婆当做生身母亲一样对待。

（二）换位思考，不吝赞美

恰到好处的夸奖是一门魅力无穷的艺术，婆婆应该掌握这门艺术。比如，婆婆有病住院，康复以后回家，邻居都问好："你那么重的病这么快好了，祝福你了。"这本是一句客套话，婆婆顺势答道："啊呀，这你们还不知道，有医生的对症治疗，再加上我儿媳妇精心地照料，怎能不好得快呢！"这句话犹如一股暖流注进身旁儿媳妇的心里，儿媳妇在以后就会对婆婆照顾有加。

（三）六大秘诀改善婆媳关系

一是多关心。婆婆要关心儿媳妇的各个方面，尤其要关心其生活和健康。真诚的关怀最能体现母爱。比如，儿媳妇怀孕要问冷问热，不让干重活，儿媳妇生孩子时要精心照顾，多做顺口饭食等。这些小事足以使儿媳妇感动。二是多拉家常。女人家最爱拉家常，包括那些很有知识的人。家常话似是闲话、废话，其实闲话不闲，废话不废。婆婆主动跟儿媳妇拉家常，是婆媳间增进感情、缩短距离的有效形式。拉家常的话题很多，烹饪要领、编结花色、物价升降、奖金多少、南北名产、各地胜景、社会新闻、名人轶事以及国际形势都可以作为拉家常的内容。家常越拉越有趣，婆媳越谈越投机，絮絮绵绵，其乐无穷。这样的婆媳关系就好处多了。三是多交流想法。婆媳交流想法，实质是交心。你想知道儿媳妇的心，就必须把自己的心亮给儿媳。比如，买什么牌子的空调机，赠给别人的礼物多少好，旅游路线的安排，招待亲友的家宴以及教育孩子的设想，都可以交流想法，经过商量取得一致意见，将有利于婆媳在一些事情上的心意相通。四是搞好亲家关系。主要是搞好与亲家母的关系。两亲家关系融洽，亲如一家，婆媳关系也不会紧张。两亲家经常相会，媳妇（女儿）说些什么话，两家长就不轻易相信，而且还会做女儿的工作。高明的婆婆往往把亲家关系当做大事来抓。勤走动、尽礼节、常提起是搞好亲家关系的三件法宝。勤走动，有事没事两家多走动，越走越亲。勤串门谈谈体己话，不仅乐在其中，而且意义深远。尽礼节，特别是逢年过节或遇上亲家有婚丧嫁娶等大事，要人到礼到。常提起，就是在儿媳妇面前常提起亲家母的好，儿媳妇把这些话传到娘家，亲家母定会领情的。五是掌握好批评艺术。儿媳妇如有欠缺之处，婆婆批评几句未尝不可，但要记住，泄愤的批评只能加深彼此的裂痕，心直口快的批评可能伤害对方的感情，都应该避免；而情热语妙的批评却能感化对方，同表扬有异曲同工之妙。六是不要摆婆婆的架子，不要以自己的过去来与儿媳的现在对比，求全责备；不可搬弄是非，尤其不要乱讲儿媳妇的坏话；尽量不插手儿子和媳妇之间的私事；不要因媳妇不生育或生女孩而加以冷嘲热讽；不要袒护第三代，怎样教育孩子，应当尊重孩子父母的意见。

当婆婆并不难，只要对儿媳满腔热情，又能注意说话技巧，婆婆就能当好。把儿媳妇当成自家人，任何事情都不要隐瞒、回避她，对子女和儿媳一视同仁，切记"手心手背都是肉，媳妇、闺女都是儿"的道理。要有长辈风度，如果与儿媳之间有矛盾，应尽早妥善解决。婆媳关系处好了家庭自然就和睦了。

三、邻里关系要和气

中国是个礼仪之邦，祖祖辈辈流传着许多有关邻里关系的俗语歌谣和故事，譬如："远亲不如近邻，近邻不如对门"、"有缘成邻居，附近伴如亲"、"你敬我一尺，我敬你一丈" 、"有个好邻居，赛过金元宝"、 "孟母三迁，择邻而居"，等等。道出了邻里之间的密切程度，描绘着邻居的重要。邻里关系好，老人才安心，邻居之间平时多沟通，建立良好的邻里关系，多点儿互助与关爱，大家都受益，特别是居家养老的老年人。年纪大了，最怕的就是孤独和寂寞，没人说话，没人陪伴，邻里关系处好了，就不会感到孤独和寂寞了。

（一）远亲不如近邻

这句俗语的意思就是说在日常生活中与很少见面的远亲相比，我们与每天都要见面的近邻的交情要深得多，对于居家养老的老年人来说，体会就更深。每天白天，后辈们上班的上班，上学的上学，家里就只有老年人了，寂寞了只能找邻居解闷，遇到急事了子女们一时不可能赶回来，还得请邻居帮忙。虽然随着城市化的进程，城市建设发展很快，多数人都相继搬进新建的居民小区，家家都是单独的单元和房门，与原来住平房时相比，邻里关系不是那么亲密无间了。邻居们也是来自不同单位、不同行业，来自不同地方、五湖四海，有着不同的生活习惯。但大家仍然是有着共同利益的业主，遇到与开发商、物业管理方产生矛盾时，同为业主的邻居们只有团结一致，才能维护自己的合法权益。要建设和谐文明的社区,也只能靠邻居们共同努力。因此,新建居民小区的业主们应当构建"互动互信不互扰"的新型邻里关系,可以用这么几句话来概括:"尽管我们不熟悉,但我愿意帮助你","如果你愿意,我想认识你。" 业主们都能为邻居们想一想,并从点滴小事做起,让对方感受到这点点滴滴的善意。善良唤起善良,家家户户的善心连成一片,普普通通的社区便充满了真情,萍水相逢的业主们就成了一家人。如浙江省宁波市江东区华光城社区的老人们,为了改善新建小区的邻里关系,成立了"老年互访团",以"邻里互访、感情互动、生活互助、娱乐互享"为宗旨,大到社区事务,小到邻里纠纷,只要"老年互访团"成员出面,总能化干戈为玉帛。5年来共开展自助互助类服务达100多次,共有队员300多个。团队曾被国家级媒体报道,团长朱金元被评为"全国助老志愿者先进个人"、"宁波市文明之星"。

(二)增强沟通建互信

邻里之间要想和睦相处,沟通最重要。并不是只在发生矛盾后再进行沟通,而是在日常生活中,邻居见面,主动送上一个微笑、一声问候,或者一个举手之劳,这些都会增强彼此间的情感,万一日后遇到问题,也便于事情的解决。与人为善,才能消除邻里之间的疑虑,使双方勇于表达自己的思想感情,建立正常的交际关系。邻里之间抬头不见低头见,生活中接触次数多,容易发生利害冲突,在这之间,他们是平等的,应当互相谦让,多替别人想一想,对别人的需要和别人的困难要诚心诚意帮忙。如果只求邻居尊重自己,而自己不去尊重邻居,就会破坏邻里之间的关系。大家凑在一起做邻居,应当说是缘分,所以要注意维护邻居的名声,要保护邻居的隐私。如果邻里之间发生冲突,要以理服人,但切忌得理不让人,有理也要让三分。对别人宽容,就会缓和矛盾,平息纠纷,从而也赢得了周围邻居对你的尊重。人们常说,理解是打开心灵之门的钥匙,因此,我们在交往时就应该真诚、坦率,要重视、信任他人,要对他人的思想、情感和言行给予充分的尊重和认可，还要对他人表达出来的思想与情感抱以积极的态度，认真地给予关注和重视，还要学会站在他人的立场或角度上，体会他人的感受。这样，才能做到相互尊重、相互理解。

（三）帮人就是帮自己

远水难救近火，远亲不如近邻。人们生活中的七灾八难、生老病死都需要他人的帮助。住在一起不容易，所以邻里之间要互相帮助，邻居家里不管有什么事情，大家都要尽最大的努力帮忙，不能"各家自扫门前雪，休管他人瓦上霜"。帮助他人、设身处地为他人着想、助人为乐是社区和谐文明的直接体现，任何人都是社会的人，都不能脱离他人的帮助而存在，也不能脱离他人的关心而生活，人与人之间需要相互依存、相互关心、相互帮助。"赠人玫瑰，手有余香"，人人都去关心、爱护和帮助他人，可以促进社会和谐。

总之，我们每一位离退休老警官都要争取做一个受人欢迎的好邻居，我们要注意做到以下几点：一是要尊重邻居。不管邻居的社会地位、工作职业、经济状况、生活习惯、年龄大小如何，都要一视同仁、平等对待。不能倚老卖老，不要东家长西家短地议论别人，更不要把别人不愉快的事情到处传播。"谁人背后无人说，哪个人前不说人"的俗语，是破坏邻里关系的陋习，不能信奉这种说法。二是要信任邻居。邻里之间要互相信任，不要猜疑。无端猜疑往往会引起邻里间的矛盾，也给自己带来烦恼和痛苦。因此，要切忌无端猜疑。比如：无论家里少了东西还是听到些什么，先要搞清楚事实真相，不要随意怀疑和轻易责怪邻居。三是要帮助邻居。现在在家的老人多了，要相互帮助、互相照顾。体力好的老人要帮助体力弱的老人做点事，比如：照顾孩子、打扫卫生；有文化的老人要积极辅导青少年学习，用自己的行为去影响、教育、帮助他们，多为社会做好事；当自己有困难时，也会得到邻居的帮助。这样，才能使邻居关系融洽，亲如一家人。四是要礼让邻居。日常生活中，有许多公用设施

（如过道、庭院等），要注意礼让，切忌挤占抢用，即使对方有不当之处，也不要斤斤计较；若遇自己的子女和邻里子女发生纠纷，首先要做好自己孩子的工作，引导他们主动化解矛盾。若遇到孙子孙女与邻居小朋友争吵打骂，不要急于做出谁是谁非的结论，也不要随便指责别人的孩子，应先把情况搞清楚后再进行正面教育，着重教育自己的孙子孙女。这样做，大家都会看在眼里，记在心里。

四、与家政服务人员的相处之道

离退休老警官们随着年纪不断增长，身体功能日益衰退，与家政服务人员打交道是不可避免的。无论是社区派的志愿服务人员，还是自己请来服务的小时工、住家保姆、护工等，都是我们在日常生活中必须相处好的家政服务人员。由于大多数老年人已形成了固定的生活模式，不愿意接受新事物，更不愿意有外人参与到他们的生活中。一些老人连生活环境的改变都不愿意接受，更何况家中多个外人。特别是老年人的心理承受力较差，如果家政服务人员找不好，很容易造成心理伤害。专家建议，老人找家政服务人员需要一个"适应期"。比如：可以先请小时工，每天来几个小时，给老人做饭、打扫房间等，让老人有个适应的过程，等老人习惯后，再考虑请住家保姆；也可以先找远房亲戚来照顾老人，等老人适应有人照顾了，再到有资质的家政公司或社区服务中心请住家保姆。如果老人身体好，生活可自理，没必要一定找住家保姆。当然，老人与家政服务人员要相处好需要双方的共同努力，但对老人来说应该注意以下几点：

（一）尊重家政服务人员的人格与劳动

在日常生活中，老人首先要以平等心对待家政服务人员。有的老人对家政服务人员有种居高临下的心理优势，觉得你是我花钱雇来的，就应该听从支配，以至于不仅事事挑剔、苛求，而且语气、态度上也时常流露出"使唤"的意味，从而使家政服务人员感到受欺负，被看低，产生抵触和对抗心理。因为人人都有起码的自尊，都希望被尊重。尽管家政服务人员是花钱请来的，但作为一个人，其出卖的只是劳动力和技能，而不是尊严。所以，"平视"而不是"俯视"家政服务人员是建立相互之间和谐关系的重要因素。

（二）遇到问题应多沟通，少指责

老人要以宽容心接纳保姆，遇事多沟通。多数家政服务人员都来自农村，长期的农村生活使其在待人接物等方面与长期生活在城市里的老人相比有诸多不同，甚至有一些让老人看不惯的习气。如果是比较年轻的住家保姆，在饮食起居、穿着打扮、兴趣爱好上必然与老人有更大的距离。这些差异肯定令老人不快，但人无完人，"相逢即是缘分"，只要有颗宽容心，问题不难解决。如果保姆的行为举止无伤大雅，不妨以欣赏的眼光来看待，从中发现有益、有用的东西。假如保姆好动，老人好静，正好给生活添热闹。如果保姆的行为举止影响或干扰了老人的正常生活，最好委婉地而不是严厉地告诉她应该怎么做。这种方式，既传达了您的不满，也显示出对其尊重，避免了激化矛盾。对保姆的良好行为和点滴进步，不吝啬称赞。人都喜欢听好话，保姆也不例外。适当的激励，可以促使保姆向更加优良的方向努力，有利于彼此间形成良性互动。再者，以公平心处理矛盾。年龄、经历、生活与知识背景完全不同的老人与保姆相处，闹点矛盾、有点冲突是再正常不过的事情，既不必大惊小怪，也不必怨天尤人。正确的做法是：以公平心解决问题。错在保姆的话，批评保姆理所当然；如果错不在保姆，那么老人应该宽厚些，放下架子，赔礼道歉。如果双方都没有错，只是一场误会，最好一笑了之，只当相互开了个玩笑。虽然世界上许多事情需要认真，但处理"家务事"千万别较真，也别钻牛角尖。事实上，涉及"家务"有许多问题是不需要"明断"也无法"明断"的，想得开一点，就会海阔天空。太较真，老人累，别人也累，何不哈哈一乐，大家都轻松愉快？

（三）让家政服务人员有归属感和认同感

人和人之间，缘分还有信任是很重要的，用人不疑，疑人不用，水至清则无鱼。住家保姆毕竟不是家人，同在一个屋檐下，雇主和保姆之间必须找到一种微妙的平衡才能和谐相处。要找一个十全十美的保姆并不容易。专家建议，家人要尽可能去一些专业、正规的中介公司，选择受过专业培训，且能够提供健康证明的保姆。对于脾气不太好的老人，要求保姆最好能懂一些心理学常识。当然，保姆选得再好，老人也需要忍让，把保姆当成家人，投入一些感情，才能和谐相处。

有一位享年85岁的老人去世后，她的女儿强压悲痛，对服侍老人30多年的保姆吴姨千恩万谢，告诉来送行的亲友说，老人能够走到今天是个奇迹，她起码多活了20年。原来，老人50岁那年患了糖尿病。由于丈夫走得早，照顾老人的责任落在了独生女的身上。当老人65岁的时候，并发症日益严重，眼睛视物模糊，双脚开始溃烂，终于失去了自理能力。在街道居委会的推荐下，女儿请来了吴姨服侍老人的生活起居。来自安徽农村的吴姨，手脚勤快，力气也大，说话中气十足，照顾老人得心应手，老人非常满意。可女儿却对吴姨颇有微词，要求她说话的声音放轻点，走路不要发出"咚、咚、咚"的脚步声，换洗的衣服一定要当天洗当天晾，往老家打长途电话要长话短说，等等。吴姨听了，诚惶诚恐地点头应诺。没想到，老人为此狠狠地教训起女儿："你以后对吴姨说话客气点，不要把吴姨当成佣人看待。她说话响点、走路重点，那是多年的习惯，你不要居高临下地试着去改变别人。她打几个电话又怎么样？吴姨也有家人、孩子要关心，你要懂得体谅。反倒是你，像个老爷似的指手画脚，让人觉得没有教养。以后你回来，多帮吴姨做一些家务事，就当放吴姨一天的假。给我记住了，你的一言一行中，不要把吴姨当佣人看待。"老人的一席话，把女儿的脸说得一阵红一阵白，感到母亲的话不无道理，自己是太过吹毛求疵了，她诚心地向吴姨道歉，让吴姨深受感动。从此以后，她们相处的就像一家人。女儿把吴姨当长辈看待，处处给予充分的信任和平等的地位。吴姨也不含糊，对老人照顾的无微不至，把家里打理得井井有条，一干就是20多年，老人在吴姨的陪伴下，安详地度过了晚年的时光。

上海有位年过九旬的孙世英老人，这十几年来她毫无保留地把自己所长传授给了近10个保姆，培养她们分别成为专业月嫂、大学生、会计、英语老师……与保姆们结下了深厚的感情，"保姆奶奶"的称呼和故事因此在网络和微博上很快传开了。

中央电视台于2008年曾报道过在河南省洛宁县西关镇余俊新家里，出了一位109岁的老寿星，她是一个跨越三个世纪的老人。这个被余家兄弟称为奶奶的老人陈云实际上是在余家共同生活了44年的保姆，曾经是余家的顶梁柱。她与这个家庭结下了超越骨肉的亲情。类似这种雇主家为高龄保姆养老的事例在我们生活中并不鲜见，媒体常有报道。

居住在公安部广渠门住宅小区的98岁的离休干部张子芳一家人，为共同生活60多年的九旬保姆赵姨养老治病的感人事例，就是发生在我们离退休老警官身边的事情。2012年初老人生病发烧被送到北京医院抢救，张子芳的子女孙辈们轮流在医院照顾，还专门请了护工，先后在重症监护室和病房住了一个月多，医药费花了十万余元，医院的护士听说老人是家中共同生活多年的保姆后感动得掉下了眼泪。张子芳一家人多年来在母子之间、婆媳之间、夫妻之间、妯娌之间、姑嫂之间、祖孙之间都充满着温情，处处流动出令人感动的的亲情和温馨。如小儿媳多年来一起坚持每周固定时间给婆婆洗澡，张子芳的孙子主动把自己积蓄的5万元给姨奶奶交住院费等。这个家庭多年来不管情况如何变化，始终充满了温馨和谐之美、尊老爱幼之美、互敬互爱之美；尊老爱幼、男女平等、勤俭持家、邻里团结、诚实守信、助人为乐等，这些优良风尚都在这个家庭中得到了最好的体现。这个被公安部机关离退休老警官们称为"最美之家"的家庭，最近被评为"全国五好文明家庭标兵"。

第七章　内外和谐好心情

第二部分　关爱身体

第一章　科学的健康理念

一、身体健康科学标准

健康是人类生存发展的要素,它属于个人和社会。以往人们普遍认为"健康就是没有病的,有病就不是健康"。随着科学的发展和时代的变迁,现代健康观告诉我们,健康已不再仅仅是指四肢健全或无病,除身体本身健康外,还需要精神上有一个完好的状态。 人的精神、心理状态和行为对自己和他人甚至对社会都有影响,更深层次的健康观还应包括人的心理、行为的正常和社会道德规范,以及环境因素的完美。可以说,健康的含义是多元的、广泛的。

(一)健康的定义

世界卫生组织关于健康的定义:"健康乃是一种在身体上、精神上的完满状态以及良好的适应力,而不仅仅是没有疾病和衰弱的状态。"这就是人们所指的身心健康,也就是说,一个人只有在躯体健康、心理健康、社会适应良好和道德健康四方面都健全,才是完全健康的人。

(二)世界卫生组织提出的健康的10条标准

①精力充沛,能从容不迫地应付日常生活和工作的压力而不感到过分紧张和疲劳。

②处事乐观,态度积极,乐于承担责任,事无巨细不挑剔,工作有

效率。

③善于休息，睡眠良好。

④应变能力强，能适应环境的各种变化。

⑤具有抗病能力，能够抵抗一般性感冒和传染病。

⑥体重得当，身材均匀，站立时头、肩、臂位置协调。

⑦眼睛明亮，反应敏锐，眼睑不发炎。

⑧牙齿清洁，无空洞，无龋齿，无痛感；齿龈颜色正常，不出血。

⑨头发有光泽，无头屑。

⑩肌肉、皮肤富有弹性，走路轻松有力。

然而，健康标准对不同年龄、不同性别的人则有不同的要求。根据世界卫生组织的年龄分期是：44岁以前的人被列为青年；45～59岁的人被列为中年；60～74岁的人为较老年（渐近老年）；75～89岁的人为老年；90岁以上的人为长寿者。

（三）老年人健康要点

第一，吃得要合理：少吃多餐。吃营养均衡的低脂肪食物。

第二，喝得要适当：多喝水，少喝啤酒、果酒和白酒。

第三，戒烟：戒烟不分迟早。吸烟可增加你患心脏病或癌症的机会，并缩短你的寿命。

第四，散步：散步是保持身体机敏灵活和健康的最好办法。新鲜空气比补药更好。

第五，多寻求乐趣：与家庭、朋友、邻居保持联系。记住要活到老、学到老、教到老。

第六，积极自信：爽朗乐观使人容易接近你。

第七，时时当心：你的生命和别人的生命有赖于你头脑清醒，视力清晰。

第八，性生活：性生活没有年龄限制。

第九，运动对你有好处：不很剧烈的运动对你的健康是有益的，而且还可使你接触其他人，游泳和适应性锻炼特别值得推荐。

总之，健康是人类宝贵的社会财富，是人类生存发展的基本要素。健康水平反映生命运动水平，生命运动的协调、旺盛和长寿就表现健康的良好状态。据世界卫生组织提供的资料表明，人们的寿命在延长，而全球死亡率降低到15‰以下时，与生活方式有关的疾病都出现了。不良生活方式导致的疾病已成为影响世界人民健康的大敌。世界卫生组织还强调指出，饮食和运动是促进人们健康的主要因素。"生活方式疾病"的发生与人类文明进步密切相关，故也称"文明病"，其中关键是社会因素，特别是不科学、不健康的生活方式和生态环境。这些因素主要包括不平衡的膳食、不注意营养卫生，酗酒、吸烟、好逸恶劳、缺乏运动等。

二、健康管理计划表

（一）饮食健康管理

不必禁绝吃蛋黄，但一周最好不要超过3个。

喝脱脂牛奶，多吃豆类食物（扁豆、大豆、芸豆等），补钙。

适量地吃瘦牛肉，有益于心脏。

每日吃盐少于2小勺（6克），菜熟九成再放盐（有利于控制血压）。

减少食用含胆固醇高的食物，包括有猪脑、蛋黄、猪肝、皮蛋、鳗、奶油、肥肉等。

多吃燕麦、玉米、胡萝卜、洋葱、菇类和食用菌、藻类（降脂、降压、预防动脉硬化）。

喝粥（帮助恢复因食物中毒受损的胃气）。

（二）运动健康管理

增强运动，保证每天运动半个小时以上，建议运动方式：太极拳、八段锦（增强体质、减重）。

早晨、饭后散步半个小时。

（三）生活习惯健康管理

养成按摩脚心的习惯：脚心向内，先左右来回搓动，再前后搓，最后转圈搓，直到局部发热，以感舒适为度。若能持之以恒，可以增强人体的抗病机能，延缓衰老。

在晚间睡觉之前，躺在床上用两手按摩上下腹部，来回往复约40～60遍，可以助脾运，去积滞，通秽气，对脾胃有良好的保健作用。

在寒冷、潮湿和大风天气，因为寒冷刺激，冠心病发病率高，应注意御寒保暖，减少户外活动。

多进行户外活动，例如"晒太阳"，因为"晒太阳"能使维生素D3增多，能更有效地促进钙成分的吸收。

（四）睡眠健康管理

临睡前用热水洗脚有助睡眠，增加足的血液循环。

不要在睡觉前6个小时喝咖啡或茶等含咖啡因的饮料。

避免晚上频繁起夜（预防夜晚冠心病发作）。

养成睡前放松心情的习惯，如洗温水浴、阅读数分钟等。

清晨是中老年人最容易发生心脑血管病的"魔鬼时间"。醒来后赖床5分钟，取仰卧位，进行心前区和头部的自我按摩，做深呼吸、舒展腰身和四肢，然后慢慢坐起、下床，使刚从睡梦中醒来的身体功能逐步适应日常活动。

（五）就医服药管理

定期查血脂，就医服药治疗高血脂、冠心病。

每周测两次血压，并在下午测量。如连续3天血压收缩压超过140或

老有所医

舒张压超过90应吃降压药。

三、长期坚持有规律的生活

生活有规律才有助于养生。不少老人生活起居随意化，晚睡晚起，四体不勤，不事劳作，以为这样是享清福，而实际上后患无穷，只会加速衰老。

一般来说，人到中老年后患高血压、冠心病、脑血管疾病、神经衰弱、心律失常、肺癌、气管炎、胃溃疡、胃炎、糖尿病、便秘等疾病的几率增加，其中相当一部分与起居失调有一定关系。可见，要想少生病，身体健康，就必须做到起居有常。讲究起居调理养生，方能健康长寿。

（一）生活规律，睡眠充足

在日常生活中，老年人应保持一定的节奏，合理安排一天的活动，饮食、锻炼和睡眠，对身体恢复具有重要作用。做到定时起床、定时进餐、定期体检、定时排大便、定时运动锻炼，形成规律，养成习惯。充足的睡眠、良好的睡眠状态能够修复机体并延缓衰老的速度。睡眠姿势因人而异，但不宜俯卧，以舒适为宜，床软硬适中、不宜过高，枕头高低合适、软硬适中，被子软而够暖，节制性生活，起夜小心，莫受凉。

（二）讲究卫生，习惯良好

良好的清洁卫生习惯和生活习惯是增进身心健康和延年益寿的重要因素。注意把好病从口入这一关，勤洗手、注意进餐卫生、睡前刷牙、饭后漱口、科学洗澡、勤换内衣、睡前热水洗脚、戒烟酒。

（三）看电视要节制

老年人看电视时间过长，会对身体带来不良影响。如果每天长时间看电视，容易引发老年性白内障和老年黄斑变性，对眼睛带来危害。连续看电视一般不要超过1.5小时，看完电视后洗脸、做眼保健操，以清除附着在皮肤上的灰尘，缓解眼睛疲劳，保护视力。

（四）四季养生

四季养生，是指养生需要顺应自然界的阴阳变化，因时而异，也即是道家学说中的"天人相应"四字，根据中医理论，一年的四季变化体现出"春温、夏热、秋凉、冬寒"的特征，而人体的阳气也在不断地变化，"春生、夏长、秋收、冬藏"，所以养生过程中四季衣食住行起居作息都应与之适应，做到有节奏有规律地生活，这点最为重要。

第二章　健康饮食　保本固元

追求健康是人们生存需求的更高目标，一方面要满足正常的生理发育所需的能量和营养；另一方面要满足人们身心健康的心理需要，营造良好的就餐环境。如宽敞、明亮、轻松、舒适的就餐环境和方便、周到、人性化的服务，可以增进食欲，让他们在享受美食的过程中缓解压力。饮食质量的好坏已不是简单地衡量"吃什么"和"吃多少"，而是要从食品数量和质量两个方面进行综合评价，做到数质量并重、以质量为主。既要注重提高采购主副食品的质量等级，更要注重食物品种、比例的协调，做到粮、豆、菜、油、肉、鱼、蛋、奶搭配适当。

一、树立科学的饮食理念，掌握好饮食四大平衡

（一）酸碱平衡

一个处于健康状态的人身体呈现出弱碱性，也就是血液的pH值在7.35～7.45之间。而这部分碱性体质者在现实中只占少数，大多数中老年人的pH值低于7.35，为酸性体质，处于亚健康状态，如：常感到身体疲乏、腰酸腿痛、记忆力减退、注意力不集中、衰老加快等，如果不注意改善，继续发展下去就会产生疾病。造成酸性体质的物质基础是酸性食品，因此在日常生活中一定要注意酸碱食品的搭配。酸碱食品不是以口感来区分的，而是以其代谢来区分的。一般来说，常吃的肉、蛋、鱼、米、面、啤

酒、花生等含硫、磷、氯食品为酸性食品，而蔬菜、水果、豆类、牛奶、茶、海带等含钾、钠、钙、镁等元素的食品为碱性食品。

（二）粗细平衡

从营养学的观点看：所谓细粮，其营养价值反而不如粗粮高。一千克粮食供给热能较多、蛋白质含量较高的是莜麦面、小米、高粱米，而大米、白面是最低的，在维生素及粗纤维的含量方面，细粮比粗粮更是少得可怜，有些粗粮具有抗癌作用，但过多食用高纤食品会影响人体的营养吸收，因此粗细平衡才有利于健康。

（三）荤素平衡

合理的饮食结构，应该由粮食、蔬菜水果、动物性食品、食用油等4大类食品构成，每天的食物种类要达到3种以上。只有摄取多样化的食品，才能获取更多对健康有益的营养；只有荤素搭配、粗细搭配，才能有利于合理摄取营养素，提高食物的营养价值。

素食中除粮、谷类外多为碱性食品，荤食中则多为酸性食品，吃荤食者血液易被酸化，影响人体的代谢而产生疾病。素食中的蛋白质质量不如荤食中的蛋白质，肉类、蛋类、奶类中所含的蛋白质是完全蛋白质，含有人体需要的必需氨基酸，而素食中除大豆外，所含必需氨基酸不完全，质量较差。素食中多含维生素C和胡萝卜素，而荤食中则含有素食中所缺少的维生素A和维生素D等，所以荤素应相互调剂取长补短。

（四）咸淡平衡

盐是人类不可或缺的食品，人类从海洋生物进化成陆地生物，盐始终保持着人类身体的体液平衡。同时它还调节着人体的电解质平衡。盐分如此重要，是人类必需，可是多了就会产生很多不好的影响。食盐过多会引起高血压并对心、脑、肾等主要生命器官造成伤害，世界卫生组织建议一般人群每日食盐量应少于6克，有轻度高血压者应控制在4克以下，人每天摄取食盐的多少，直接关系着人体的酸碱平衡，所以我们平时必须注意饮食的咸淡平衡。

二、老警官私房菜推荐

（一）杞子炖羊脑

原料：枸杞子50克、料酒15克、羊脑1个、味精1克、盐2克、葱末5克、姜末5克。

制作：

①选用宁夏枸杞，洗净；羊脑髓去红筋，勿弄破，应保持完整，放入砂锅内，加适量的水，隔水炖。

②炖时加入盐、葱。姜、料酒，炖熟即可。食用时加少量味精即成。

工艺关键：

①亦可用砂锅直接炖制，大水烧开，撇去浮沫，转小火炖熟。

②羊脑不可久炖，约15分钟即熟。

功效：本品补脑壮阳，温肾延寿。治阳虚体弱，形寒畏冷，四肢不温，腰酸腿软，少气懒言。冬季常服为好，可保健增寿。

（二） 何首乌鲤鱼汤

主料：鲤鱼300克、何首乌25克。

调料：姜5克、胡椒粉1克、盐2克、味精1克。

制作：

①用清水4杯将已洗净的何首乌以文火煎，至汤量减半，用布隔渣留用；姜洗净切片。

②把鲤鱼剖开洗净，去除鱼鳞及内脏，再用温水烫一下，沥干水。

③用8碗清水，加少许精盐和姜片煮开，先放入鲤鱼，烧煮沸后，去

除浮沫，再改用文火煮2小时。

④待鱼骨煮软时，加入何首乌汁，再用少许胡椒粉和精盐调味，煮沸后再加入味精，即可食用。

功效：此汤具有生精、补气、安神、益寿的功效。

（三）鸽蛋桂圆枸杞汤

原料：鸽蛋5只、桂圆肉10克、枸杞10克、远志3克、枣仁3克、当归6克、白糖适量。

制作：将原料洗净放入锅内，加入适量的清水，慢火煮至鸽蛋熟后，放入白糖即可食用。

功效：补肾、养心、安神。鸽蛋性味甘平，含优质蛋白与脂肪，并含少量糖分和多种维生素，易于消化吸收。主要用于肾虚所致的腰膝酸软，疲乏无力，心悸失眠等症。

（四）双参肉

原料：鲜人参15克、海参150克、瘦猪肉250克、香菇30克、青豌豆、竹笋各60克，味精、香油各适量。

制作：将海参发好、切块，香菇洗净、切丝，瘦猪肉洗净、切小块，竹笋切片。将以上原料与人参、青豌豆一齐放入砂锅内，加清水适量炖煮，以瘦猪肉熟烂为度，加入味精、精盐、香油即可。每日吃1~2次，每次适量，每周2剂。

功效：补气血，强壮身体，消除疲劳。适用于久病体虚不复或年老体衰，精神萎靡，身体疲倦等症。

（五）苁蓉鲜鱼汤

原料：鲜鱼肉400克，肉苁蓉15克，白菜、胡萝卜、粉丝、豆腐、酱油、料酒、味精、胡椒粉各适量。

制作: 将鲜鱼肉切薄片; 肉苁蓉、胡萝卜切成小薄片备用。锅内加水, 放入酱油、料酒、精盐、味精, 将鱼片、肉苁蓉、白菜、豆腐、粉丝等一同放入煮熟, 再加入胡椒粉调味即成。食鱼肉、饮汤。

功效: 补肾强精, 消除疲劳, 调节人体功能。适用于肾精不足, 性功能减退等症。

（六）鸡脯白菜

原料: 小白菜1000克, 熟鸡脯肉250克。

制作:

①将小白菜用开水焯透, 捞出用凉水过凉, 理齐放入盘内, 沥去水分。

②炒锅放花生油烧热, 下葱花炝锅, 烹料酒, 加入鸡汤和精盐, 放入鸡脯和小白菜, 用旺火烧开。

③加入味精、牛奶, 用水淀粉勾芡, 装入盘内即成。

功效: 鸡脯白菜具有健脑增智的功效。

三、老年人饮酒的误区

误区一: 喝酒取暖

人们喝酒后会有热乎乎的感觉, 是因为在酒精刺激下, 身体表面的血管变粗, 人体肝脏等处储存的血液会流到身体表面, 由于血液是热的, 人自然感到热乎乎的。但这只是暂时现象, 事实上, 因身体散热速度加快, 体内的热量反而被消耗得更多, 这就是饮酒后先热后冷的道理。

人体热量是蛋白质、脂肪、碳水化合物在肌肉收缩的活动过程中产生的, 而酒的成分主要是酒精和水, 产生不了多少热量。靠喝酒取暖并不可取, 反而对身体防寒有害。

另外, 酒喝多了, 还能麻醉丘脑下部的体温调节中枢, 使体温的调节失去平衡, 容易引发感冒、冻伤、上呼吸道感染等疾病。

少喝一点酒的确对身体有益，相关资料表明，老年人每天的饮酒量最好在50克以下，白酒的话最好控制在30克左右，否则，极易引发一些慢性病（如心脑血管疾病）。特别是一些烈性酒，严重时会造成脑出血等急症危及生命，因此建议老年人尽量少饮酒，最好不饮酒。

误区二：睡前饮酒可助眠

有人认为睡前饮酒可助眠，其实这种做法十分有害。因为，饮酒虽能暂时抑制大脑中枢活动，使之加快入眠，而酒后的睡眠与正常生理性睡眠完全不同。酒后入睡，大脑并未真正休息，因而酒后醒来的人常会感到头昏脑涨，经常夜饮入睡，还可能导致酒精中毒性精神病、神经炎及肝脏疾病等。

误区三：浓茶解酒

酒精与浓茶同样具有兴奋心脏的作用，两者在一起，更增加了对心脏的刺激。另外，酒精大部分在肝脏中转化为乙醛之后再变成乙酸，并进一步分解成二氧化碳和水，经肾脏排出体外，而浓茶中的茶碱可迅速地对肾脏发挥利尿作用，使尚未分解的有害乙酸过早地进入肾脏，从而对肾功能造成损害。

在生活中，老年人在喝酒方面要坚持"五不饮"：

①不饮烈性酒；

②不饮空腹酒；

③不饮愁闷酒；

④过饱不饮酒；

⑤患病期间不饮酒。

四、选用补品注意事项

为了寻求健康，人们仿佛对补品的需求越来越高。一般来说，一种合适的补品所提供的所有维生素的量都应比参考标准小，或者于参考标准相等或者非常接近。如果补品每日剂量所提供的维生素A、维生素D

或任何矿物质大于参考标准或对于任何营养素大于参考标准的10倍，就应避免使用。食用补品关系到自身的健康，请务必谨慎。同时要注意以下几点：

①要避免高剂量的铁（每天10毫克以上）。

②添加了某些矿物质的"有机"或"天然"制品。它们并没有标准型好，而且价格要贵得多。

③"高效"或"疗效剂量"的补品，某些物质的含量高并不好。

④在人体营养学中不必要的物质，如肉碱和肌醇，这些物质对身体不会有什么危害，但它们是导致补品市场鱼目混珠的市场战略。

⑤"定时释放"药物，像抗生素或止痛药这种药物在体内往往需要维持一个稳定的浓度下有效，但营养物质进入体内会立即被需要它们的组织器官所吸收。

⑥"缓解压力配方"，虽然人对压力的反映依赖于某些B族维生素和维生素C，但推荐的参考标准量就够了。如果你感到有压力，就请多吃水果、蔬菜，而且多多益善。

⑦含有欧芹、紫花苜蓿和其他蔬菜成分的提取物的丸剂。

⑧任何声称今天的食物缺少它们曾经含有的营养素的补品。真实情况是：植物制造维生素是为了它们自身的需要，而不是为了我们。植物不管缺乏什么矿物质或没能制造我们所需的某种维生素，但它成为我们食物的时候就已经死掉了。

⑨选择维生素首先要明白自己需要什么形式的补品。比如对于维生素补品，应选择饮用还是咀嚼？如果你选择一种加强型的液体或棒状"能量"替代餐，那么你就应该按比例降低从食物中摄入的热量，否则你可能会增加体重。如果你选择了可咀嚼的丸剂，那么要意识到维生素C可以腐蚀牙釉质，要迅速吞服然后漱口。

还要提醒大家，不要把健康寄托在简单的吃点维生素药丸上，事实上，改进我们的饮食和锻炼习惯比吃药更有效。

五、常见老年疾病的饮食注意

（一）高血压患者的饮食

1. 高血压患者饮食注意事项

饮食安排应少量多餐，避免过饱；高血压患者常较肥胖，必须吃低热能食物。晚餐应少而清淡，不要吃油腻食物。食用油要用含维生素E和亚油酸的素油；不吃甜食。多吃高纤维素食物，如芹菜、笋、青菜、大白菜、冬瓜、番茄、茄子、豆芽、海蜇、海带、洋葱等，以及少量鱼、虾、禽肉、脱脂奶粉、蛋清等。

低盐。每人每天吃盐量应严格控制在2~5克，即约一小匙。食盐量还应减去烹调用酱油中所含的钠，3毫升酱油相当于1克盐。咸（酱）菜、腐乳、咸肉（蛋）、腌制品、蛤贝类、虾米、皮蛋，以及茼蒿菜、草头、空心菜等蔬菜含钠均较高，应尽量少吃或不吃。

高钾。富含钾的食物进入人体可以对抗钠所引起的升压和血管损伤，在食谱中应经常"露面"。这类食物包括豆类、冬菇、黑枣、杏仁、核桃、花生、土豆、竹笋、瘦肉、鱼、禽肉类，根茎类蔬菜如苋菜、油菜及大葱等，水果如香蕉、枣、桃、橘子等。

鱼。不论对哪种高血压患者，鱼是首选的，因为流行病学调查发现，每星期吃一次鱼的比不吃鱼者，心脏病的死亡率明显低。

果蔬。每天人体需要B族维生素、维生素C，可以通过多吃新鲜蔬菜及水果来满足。有人提倡，每天吃1~2个苹果，有益于健康，水果还可补充钙，钾、铁、镁等。

补钙。应多吃些富含钙的食品，如黄豆、葵花子、核桃、牛奶、花生、鱼虾、红枣、鲜雪里红、蒜苗、紫菜等。

补铁。研究发现，老年高血压患者血浆铁低于正常值，因此多吃豌豆、木耳等富含铁的食物，不但可以降血压，还可预防老年人贫血。

饮水。天然矿泉水中含锂、锶、锌、硒、碘等人体必需的微量元素。茶叶内含茶多酚,且绿茶中的含量比红茶高,它可防止维生素C氧化,并可排除有害的铬离子。

2. 高血压患者的饮食宜忌

(1)碳水化合物食品

适宜的食品——米饭、粥、面、葛粉汤、芋类、软豆类。 应忌的食品——番薯(产生腹气的食品)、干豆类、味浓的饼干类。

(2)蛋白质性食品

适宜的食品——脂肪少的食品(嫩肉,牛、猪的瘦肉,白肉)、蛋、牛奶和牛奶制品(鲜奶油、酵母乳、冰淇淋、乳酪)、大豆制品(豆腐、纳豆、黄豆粉、油豆腐等)。

应忌的食品——脂肪多的食品(牛、猪的五花肉,排骨肉,鲸鱼肉,鲱鱼,鳗鱼,金枪鱼等)、加工品(香肠等)。

(3)脂肪类食品

适宜的食品——植物油、少量奶油、沙拉酱。

应忌的食品——动物油、生猪油、熏肉、油渍沙丁鱼。

(4)维生素、矿物质食品

适宜的食品——蔬菜类(菠菜、白菜、胡萝卜、番茄、百合根、南瓜、茄子、黄瓜等纤维少的蔬菜)、水果类(苹果、桃、橘子、梨、葡萄、西瓜、香蕉等)。

应忌的食品——纤维硬的蔬菜(牛蒡、竹笋、玉米)、刺激性强的蔬菜(香辛蔬菜、如芥菜、葱类)。

(5)其他食品

适宜的食品——淡红茶、酵母乳饮料。

应忌的食品——香辛料(辣椒、芥末、咖喱粉、酒类饮料、咖啡、浓红茶等)、碳酸饮料、盐渍食品(咸菜类、咸鲑鱼、咸鱼子、腥鱼子、糖酱油煮的菜、酱菜类)。

（二）冠心病患者的饮食

1. 冠心病患者饮食注意事项

膳食中热量和各种营养素须能满足人体生理和劳动的需要，即膳食中须含有蛋白质、脂肪、糖类、维生素、无机盐及微量元素、水和膳食纤维等人体必需的营养素，且保持各营养素之间的数量平衡，避免有的缺乏，有的过剩。食物应多样化，因为任何一种天然食物都不能提供人体所需的一切营养素，多样食物是保证膳食平衡的必要条件。且冠心病患者膳食宜嫩、软、易消化，才能使营养发挥作用。

（1）每天膳食注意清淡

清淡饮食是一种少盐、少油、少动物性食物的饮食。食盐中的钠具有增高血压、加重心脏负担、引起水肿的作用；有的冠心病的患者每天食盐的消耗量应限制在5克以内。盐腌、盐渍加工的食物及酱油中均含有大量的食盐，应敬而远之。味精虽无咸味，但其钠的含量是食盐的80％左右，冠心病患者应尽量避免食用。油亦称脂肪，可分植物性与动物性两大类，有改善食物味道、提供大量热能及脂溶性维生素和必需脂肪酸的作用。动物性脂肪主要为饱和脂肪酸且含有一定量的胆固醇，可使病人血脂增高。植物性脂肪中含有大量的不饱和脂肪酸，不含有胆固醇，有改善血脂的作用。故通常情况下冠心病病人烹调应选择植物油，且用量应控制在每天25克以内。过量则不利于减轻体重，并能造成血管内皮损伤。动物性食品特别是畜禽类含有丰富的脂肪和胆固醇，病人不宜过多食用。鱼类含胆固醇少，且鱼油中含有丰富的不饱和脂肪酸，有防止动脉粥样硬化作用，故不必严格限制。

（2）以蔬为主辨病施膳

每天的膳食应选择有利于冠心病的蔬菜，选择能降脂的蔬菜。如芹菜、红萝卜、白萝卜、西红柿、黄瓜、苦瓜、花生米、大蒜、香菇、慈菇、海带、紫珠菜等。在炒菜方面应当选择的油类，如血脂偏高者，可用植物油、菜油、花生油等；血脂不高者，可选用猪油或猪肉等来炒菜，以利疾病早日恢复。

2. 冠心病患者饮食禁忌

香烟中含的尼古丁对心血管有直接的损伤作用，可使血压升高、心跳加快并引起心律失常甚至绞痛；酒精有扩张血管作用，饮用少量低度酒并不禁忌，但大量饮用烈酒是绝对禁止的。适量饮茶是允许的，但饮浓茶及咖啡可导致病人心律失常、心肌耗氧增多，对病人不利。高糖、高脂、高胆固醇及具有强烈刺激性的食物，均为冠心病患者所禁忌。

（三）糖尿病患者的饮食

1. 糖尿病患者饮食注意事项

饮食治疗是糖尿病治疗的基础，不管属于哪种类型，也不论病情轻重，都需要饮食控制。病情较轻者，经饮食治疗病情可以改善，甚至不需用药即可控制病情。饮食治疗除有益于血糖控制外还有助于减肥、降低血压及血脂。糖尿病饮食禁忌是糖尿病饮食治疗的重要环节。

2. 糖尿病患者饮食禁忌

糖尿病饮食禁忌的主要目的是控制体重，纠正代谢功能紊乱、稳定血糖、保持胰岛功能，并且预防慢性并发症。糖尿病患者的饮食禁忌主要包括下面几点：

（1）禁食富含淀粉食品和忌高糖食品

富含淀粉的食品（大米、白面、薯类、豆类、谷类），进入人体以后，主要分解为碳水化合物，它虽是机体热量的主要来源，但因其可直接转化为糖，因此必须限量食用，否则，病情将无法控制。糖尿病患者应忌食糖（白糖、红糖、葡萄糖、水果糖、麦芽糖、奶糖、巧克力、蜂蜜）、糖类制品（蜜饯、水果罐头、各种含糖饮料、含糖糕点、果酱、果脯）。因为这些食品可导致血糖水平迅速上升，直接加重病情，干扰糖尿病的治疗。所以，必须禁止食用。

（2）禁食高钠高纤维素饮食

高钠饮食可增加血容量，诱发高血压，增加心脏负担，引起动脉粥样硬化，加重糖尿病并发症。所以，糖尿病人应以低钠饮食为宜，每日食盐量控制在3克以内。而可溶解的纤维素有利于改善脂肪、胆固醇和糖的代谢，并能减轻体重，可以适量多吃这类食物。

（3）限制脂肪类和蛋白质的摄入量

糖尿病本身就是由于胰岛素分泌的绝对或相对不足引起的糖、脂肪和蛋白质代谢的紊乱。又因糖尿病易于合并动脉粥样硬化和心脑血管疾病。所以，必须严格限制动物内脏、蛋黄、鱼子、肥肉、鱿鱼、虾、蟹黄等多脂类和高胆固醇食品的摄入，以免加重脂质代谢紊乱，发生高脂血症。糖尿病易于合并糖尿病性肾病，而过量地摄入蛋白质会增加肾脏的负担。所以说，糖尿病患者的蛋白质摄入应适量。美国糖尿病学会建议糖尿病患者每日蛋白质摄入量应限制在每千克体重0.8克以内为宜。

（4）少吃酸性食品

糖尿病人的体液多呈酸性。谷类、鱼、肉等食物基本上不含有机酸或含量很低，口感上也不显酸味，但在人体内彻底分解代谢后，主要留下氯、硫、磷等酸性物质，所以营养学上称其为酸性食物。而酸性体液对糖尿病不利，因此，糖尿病患者要少吃这类食品，多吃带绿叶的蔬菜，使体液呈弱碱性，吃生菜对本病就有较好的疗效。

（5）忌辛辣食物

糖尿病患者多消谷善饥、烦渴多饮，阴虚为本，燥热为标，而辛辣食品如辣椒、生姜、芥末、胡椒等性质温热，易耗伤阴液，加重燥热，故糖尿病患者应忌食这类调味品。

（6）少吃水果

水果中含有较多的果糖和葡萄糖，而且能被机体迅速吸收，引起血糖增高。因此，重症糖尿病病人，不宜吃过多的水果。为预防低血糖的发生，病人应在医生指导下，于两顿饭之间或运动后食用少量水果，但应注意血糖和尿糖的变化。如果吃水果后尿糖增加，则应减少主食的摄入量，以免血糖过高。如果病人平素就喜食水果，并且病情也比较稳定时，可吃少量水果，但须减少主食的量。一般方法是，每天吃200克水果，如梨、苹果、桃等，可减主食25克。总之，糖尿病病人最好少吃水果，特别是含糖量高的水果，如香蕉、葡萄、柿子、橘子等，最好不吃。

（7）忌饮食过量

这不意味着少吃或者不吃，应健康地吃，合理地吃。糖尿病的饮食禁忌第一条原则就是"在规定的热量范围内，达到营养平衡的饮食"。为保证营养平衡，糖尿病人应在规定热量范围内做到主食粗细搭配，副食荤素搭配，不挑食，不偏食。

（8）忌不吃主食来控制血糖

有些人认为，在糖尿病的治疗中，重要的是饮食治疗，而饮食治疗是以控制主食摄入量来达到控制血糖升高的目的。这种想法是不正确的。因为葡萄糖是体内能量的主要来源。若不吃主食或进食过少，葡萄糖来源缺乏，身体就必然要动用脂肪，脂肪在体内分解生成脂肪酸，并在体内燃烧后释放出能量。由于脂肪酸产生过多，常伴有酮体生成，经肾脏排泄可出现酮尿。因此，无论是正常人或是糖尿病病人，每日主食不能少于150克，即碳水化合物进量不能低于150克，否则容易出现酮尿。此外，不吃主食也会出现高血糖。由于体内需要热量，在饥饿状态下，须动用蛋白质、脂肪，使之转化为葡萄糖，以补充血糖的不足。长此下去，病人可能出现形体消瘦，抵抗力减弱，并很容易出现各种并发症。

（9）不宜多吃盐

对于糖尿病的认识，医生们通常是把限制饮食，特别是限制进食含糖高的食品，作为重要的防治方法来指导患者，但对限制盐的摄入量则很少予以注意。现代医学研究表明，过多的盐，具有增强淀粉酶活性而促进淀粉消化和促进小肠吸收游离葡萄糖的作用，但可引起血糖浓度增高而加重病情。因此，糖尿病病人也不宜多吃盐。

（10）远离烟酒

酒性辛热，可直接干扰机体的能量代谢，加重病情。在服用降糖药的同时，如果饮酒，可使血糖骤降，诱发低血糖，影响治疗。此外，乙醇可以加快降糖药的代谢，使其半衰期明显缩短，影响药物的疗效。因此，糖尿病患者必须忌酒。吸烟有百害而无一利，烟碱会刺激肾上腺髓质激素分泌，诱使血糖升高；吸烟可导致外周血管收缩，影响胰岛素和其他降糖药在血液中的运行和吸收。吸烟能诱发血管痉挛，损害血管内壁，而糖尿病又易于合并动脉粥样硬化和心脑血管疾病。上述二者相互影响，可能发生冠心病、心肌梗死、顽固性下肢溃疡、中风等严重并发症。因此，糖尿病患者必须戒烟。

（四）中风患者的饮食

1. 中风病人饮食注意事项

中风病人除需药物治疗外，合理调配饮食对康复也有着重要作用。中风病人康复期宜以清淡、少油腻、易消化的柔软平衡膳食为主。

第一，应限制动物脂肪，如猪油、牛油、奶油等，以及含胆固醇较高的食物，如蛋黄、鱼子、动物内脏、肥肉等，因为这些食物中所含饱和脂肪酸可使血中胆固醇浓度明显升高，促使动脉硬化。可用植物油替代，如豆油、茶油、芝麻油、花生油等，因其中所含不饱和脂肪酸可促进胆固醇排泄及转化为胆汁酸，从而达到降低血中胆固醇含量、推迟和减轻动脉硬化的目的。

第二，饮食中应有适当蛋白质，常吃些蛋清、瘦肉、鱼类和各种豆类及豆制品，以供给身体所需要的氨基酸。一般每日须饮牛奶及酸牛奶各一杯，因牛奶中含有牛奶因子和乳清酸，能抑制体内胆固醇的合成，降低血脂及胆固醇的含量。

第三，要多吃新鲜蔬菜和水果，因其中含维生素C和钾、镁等。维生素C可降低胆固醇，增强血管的致密性，防止出血，钾、镁对血管有保护作用。

第四，可多吃含碘丰富的食物，如海带、紫菜、虾米等，碘可减少胆固醇在动脉壁沉积，防止动脉硬化的发生。

第五，每日食盐在6克以下为宜，因食盐摄入过多，会增加血容量和心脏负担，并能增加血液黏稠度，从而使血压升高，对中风病人不利。

2. 中风病人饮食禁忌

忌食兴奋神经系统的食物，如酒、浓茶、咖啡及刺激性强的调味品。

（五）骨质疏松患者的饮食

骨质疏松症是老年人最常见的骨代谢性疾病。骨质疏松的严重后果在于任何轻微活动或创伤都可能导致骨折，其中老年人髋骨骨折多数需手术治疗和长期卧床，极易引发多种并发症。

1. 骨质疏松患者饮食注意事项

（1）供给充足的蛋白质

蛋白质是组成骨基质的原料，可增加钙的吸收和储存，对防止和延缓骨质疏松有利。如奶中的乳白蛋白，骨头里的骨白蛋白，核桃中的核白蛋白，蛋类的白蛋白，都含有弹性蛋白和胶原蛋白，维生素C对胶原合成有利，故老年人应摄入充足的蛋白质与维生素C。

（2）补充钙质

膳食中应给予充足的钙，正常成年人每日达800毫克，老年人应给予1000毫克。

（3）注意烹调方法

烹调方法也相当重要，一些蔬菜如菠菜、苋菜等，含有较多的草酸，影响钙的吸收。如果将这些菜在沸水中焯一下，滤去水再烹调，可减少部分草酸。再则谷类中含植酸酶，可分解植酸盐释放出游离钙和磷，增加利用率。植酸酶在55℃环境下活性最高，为了增加植酸酶的活性，可以先将大米加适量的水浸泡后再洗，在面粉、玉米粉、豆粉中加发酵剂发酵并延长发酵时间，均可使植酸水解，增加游离钙。

（4）限制饮酒

过量饮酒可影响钙的吸收，所以应限量、适度地饮酒。

（5）补充适量钙质

目前国内市场各类钙片很多，除饮食补充外，可适当补充钙剂，但要注意钙的结合形式。如碳酸钙，吸收较差，乳酸钙的含量很低。不要盲目地补充维生素A、D丸，服食超量可引起中毒症状，一定要在医生的指导下服用。只有膳食中的钙与蛋白质结合后，才能充分地被机体所利用，所以提倡膳食中补钙。建议每日250克牛奶，即补充约250毫克的钙。但最近意大利学者研究发现，老年人过多地饮用牛奶，能促进老年性白内障的发生。其原因是牛奶中5%是乳糖，乳糖在乳糖酶的作用下分解成半乳糖，过多的半乳糖能沉积在眼睛的晶状体中，影响晶状体的正常代谢，从而促使老年白内障的发生。所以补钙不能仅从牛奶中摄取，还应从其他含钙丰富的食品补充，如谷类，豆制品，黄、绿、红色蔬菜，虾皮等。

2. 骨质疏松患者饮食禁忌

（1）不宜多吃糖

多吃糖能影响钙质的吸收，间接地导致骨质疏松症。

（2）不宜摄入蛋白质过多

摄入蛋白质过多会造成钙的流失。根据实验发现，妇女每日摄取65克蛋白质，若增加50%，也就是每日摄取98克蛋白质，则每日增加26克钙的流失。

（3）不宜吃得过咸

吃盐过多，也会增加钙的流失，会使骨质疏松症症状加重。在实验中发现，每日摄取盐量为0.5克，尿中钙量不变，若增加为5克，则尿中钙量显著增加。

（4）不宜喝咖啡

嗜好喝咖啡者较不喝者易流失钙。实验发现，一组停经妇女患有骨质疏松症的患者中，有31%的人每天喝4杯以上的咖啡；而另一组骨质正常者中只有19%的人每天喝4杯以上的咖啡。

（5）不宜用各种利尿药，抗癫痫药，甲状腺旁素、可的松等一类药物

这些药物可直接或间接影响维生素D的活化，加快钙盐的排泄，妨碍钙盐在骨内沉淀。因此，骨质疏松症患者必须严格禁止使用上述药物。如因别的疾病需要用，也必须在医师的指导下用。

第三章　未雨绸缪　防治结合

一、亚健康的表现与防治

亚健康从字面意思理解就是介于健康和生病之间的一种状态,亚健康状态就是人体的机能状况下降、无法达到健康的标准、但尚未患病的中间状态,是机体在患病前发出的"信号"。如失眠、头痛、胃胀、身体局部的不适、食欲差,但在医院却检查不出任何问题。这些症状对人身个体造成严重的困扰,使大脑的高级神经中枢和植物神经功能紊乱,伴有呼吸、循环、内分泌、消化等多个系统的不适症状,这就是医学界所谓的"亚健康"。根据国内最新的调查表明,处在亚健康状态(简称亚健康)的人中,以中老年居多,尤其是基层民警,文秘、预审、交警、巡警中的发生比例也较高,亚健康状态与长期的过度疲劳和精神紧张有很大的关系。

(一)临床表现

亚健康状态可以发生在青少年和中老年人群中,两性差别不大,临床上常被诊断为疲劳综合征、内分泌失调、神经衰弱、更年期综合征等。其完全是人体长期的过度疲劳而又得不到充分的调整和休息,造成精力和体力透支所致,故产生的症状可涉及全身各个系统。

精神神经系统：头晕、头痛、精力不集中、记忆力下降、疲乏动力、易紧张激动、失眠、多梦、恐惧等。部分人表现为意志消沉、缺乏动力、情绪低落等。

心血管系统：心慌、胸闷、气短，活动后易出汗，时常会心律不齐和血压不稳等。

消化系统：食欲不振、消化能力下降、腹胀、两肋疼痛，有时排便次数增加或出现腹泻。

骨关节系统：四肢乏力、腰酸背痛、骨节作响。

泌尿生殖系统：四肢乏力、夜尿增多、性欲减退、阳萎、性冷淡，在女性还可能出现月经量过多或偏少、周期紊乱等症状。

（二）诊断与鉴别诊断

凡出现上述状中的部分表现而经有关检查排除病变者，均可以认为其处在亚健康状态。但有时需要和一些常见疾病进行鉴别，以免耽误治疗时机。

贫血：贫血患者常出现头晕、头痛、乏力、心慌、多汗、晕厥、月经不调，但尚有面色苍白、黏膜发白、易感冒、血色素低等症状，可以通过血常规化验和骨髓穿刺来鉴别。

器质性心脏病：由高血压、冠状动脉硬化、风湿热、肺动脉高压、病毒感染等病引起的器质性心脏病，也可能有胸闷、心悸、心律不齐等症状，但一般体检和心电图检查可以发现相应阳性体征，而亚健康状态却表现正常。

神经衰弱：亚健康状态与神经衰弱的临床表现上十分相似，实验检查也属正常，故鉴别开来比较困难。但神经衰弱一般病史较长，神经系统的症状更突出一些，而且常有药物治疗史，亚健康状态的全身症状更多一些。

（三）预防与治疗

既然亚健康状态是身体发出即将患病的信号，故防治的重点应放在预防上。这里主要介绍一些简单易行的方法，有助于调节机体、放松心态。

第一，适量摄取高脂肪类食物（如肥肉、油炸食物等），注意补充维生素A、B、C、D及钙等身体代谢必需的物质，少嗜刺激性的烟酒，忌暴饮暴食。

第二，正确处理好生活与工作的关系、自己与他人的关系，学会科学生活、适当休息。

第三，每日保证有6~8小时的睡眠时间，中午有条件最好养成午睡习惯，工作之余做一些适当的体育锻炼。

第四，在办公室工作的人要注意休息，同时养成良好的工作姿势，防止身体的某个部位过度疲劳。

二、颈椎病的表现与防治

颈椎病又称颈椎综合征，俗称"颈椎骨质增生"或"颈椎骨刺"，是一种骨骼的退行性病理改变。是指因颈椎退行性病变引起颈椎管或椎间孔变形、狭窄，刺激、压迫颈部脊髓、神经根、交感神经造成其结构或功能性损害所引起的临床表现。此病多见于40岁以上患者。发病率随年龄增长而增多，50岁左右的人群中有25%的人患过或正患此病，从临床观察，近年来有年轻化的趋势。

根据病理变化，颈椎病可分为五种类型：脊髓型、神经根型、椎动脉型、交感神经型、混合型。

（一）临床表现

①神经根型。主要表现有颈部、肩部、僵硬、活动受限，上肢放射痛、麻木、浅感觉迟钝、肌力减退、反射弱；枕部痛，握力减弱及肌肉萎

缩，是由于骨质增生使椎间孔变小，进而压迫神经根所致。

②椎动脉型。主要表现有眩晕、头痛、耳鸣、听力下降、视物不清等，也就是常说的脑供血不足的症状。

③脊髓型。主要表现有四肢无力、步态笨拙、颤抖、僵硬、肌张力高、腱反射亢进等，可能引发病理反射，严重者可能引起肢体瘫痪和尿便失禁。

④交感神经型。主要表现有眼球胀痛、视物模糊、偏头痛、肢体发冷、出现霍纳氏综合征、心动过速或过缓、双上肢及头面部血管痉挛或扩张、多汗或少汗等。

⑤混合型。有上述两种以上的临床表现。

（二）治疗方法

①颈椎牵引状态下中药离子导入。颈椎牵引主用于急性发作期的治疗，可拉大狭窄的椎间孔和椎间隙，缓解神经根及周围组织受到的压迫，促进受压组织弹性复位。有利于突出的椎间盘回位。中药离子导入对于患病部位的充血、水肿、肌肉痉挛有明显的治疗作用。两者联合治疗，可以起到事半功倍的效果。

②推拿、按摩、针灸。是为了改善局部血运，缓解肌肉痉挛，以达到治疗目的。

③纠正不良姿势。伏案工作者和睡高枕者，应纠正颈椎过曲，不使病情进一步加重。

④体育锻炼。适当的颈部体育锻炼，可增强颈部肌力和促进局部血液循环，能起到有病治病、无病防病的作用。

（三）预防颈椎病注意事项

骨伤科中医师治疗颈椎病是通过针灸、推拿、药物等方式，预防胜于治疗，在日常生活中小心防范有助于减少患上颈椎病的几率，以下几点值得注意：

①睡觉时不可俯卧睡，枕头不可过高、过硬或过平。

②避免和减少急性损伤，如避免抬重物、不要紧急刹车等。

③防风寒、潮湿，避免午夜、凌晨洗澡或受风寒吹袭。风寒使局部血管收缩，血流速度降低，有碍组织的代谢和废物清除，潮湿阻碍皮肤水分蒸发。

④积极治疗局部感染和其他疾病。

⑤改正不良姿势，减少劳损，每低头或仰头1~2小时，需要做颈部活动，以减轻肌肉紧张度。

要预防颈椎病的发生，最重要的是，要改善坐姿，埋头苦干时，也可间断地做运动。

三、腰椎间盘突出症的表现与防治

腰椎间盘突出症是西医的诊断，中医没有此病名，而是把该症统归于"腰痛"、"腰腿痛"这一范畴内。本病是临床上较为常见的腰部疾患之一，是骨伤科的常见病、多发病。

（一）病因

①腰椎间盘的退行性改变：髓核的退变主要表现为含水量降低，并可因失水引起椎节失稳、松动等小范围的病理改变；纤维环的退变主要表现为坚韧程度的降低。

②外力的作用：长期反复的外力造成的轻微损害，日积月累地作用于腰椎间盘，加重了退变的程度。

③椎间盘自身解剖因素的弱点：椎间盘在成人之后逐渐缺乏血液循环，修复能力差。

在上述因素作用的基础上，某种可导致椎间盘所承受压力突然升高的诱发因素，就可能使弹性较差的髓核穿过已变得不太坚韧的纤维环，从而造成髓核突出。

（二） 腰椎间盘突出症诱发因素

①突然的负重或闪腰，是形成纤维环破裂的主要原因。

②腰部外伤使已退变的髓核突出。

③姿势不当诱发髓核突出。

④腹压增高时也可发生髓核突出。

⑤受寒与受湿。受寒和受湿或潮湿可引起小血管收缩、肌肉痉挛，使椎间盘的压力增加，也可能造成退变的椎间盘断裂。

（三） 本病的治疗

1. 非手术治疗

卧硬板床休息，辅以理疗和按摩，常可缓解或治愈。牵引治疗方法很多。俯卧位牵引按抖复位，是根据中医整复手法归纳整理的一种复位方法，现已研制出自动牵引按抖机，其治疗原理是：牵开椎间隙，在椎间盘突出部位以一定节律按抖，使脱出的髓核还纳。此法适用于无骨性病变、无大小便失禁、无全身疾患的腰椎间盘突出症。治疗前不宜饱食，以免腹胀，治疗后须严格卧床一周。一次不能解除症状者，休息数日后可再次牵引按抖。本法简便，治愈率高，易为患者接受，为常用的非手术疗法。

2. 手术治疗

手术适应症为：非手术治疗无效或复发，症状较重影响工作和生活者；神经损伤症状明显、广泛，甚至继续恶化，疑有椎间盘纤维环完全破裂、髓核碎片突出至椎管者；中央型腰椎间盘突出，有大小便功能障碍者；合并明显的腰椎管狭窄症者。

四、腰肌劳损的防治

腰肌劳损是一种慢性的腰部软组织疼痛的总称，可分为急、慢性两类，慢性劳损更为常见，腰痛多为腰或腰骶部隐痛，时轻时重、反复发作，久坐或天气变化后加重。

在过去，患腰肌劳损的大多是体力劳动者，他们的工作多以腰部力量为主，所以易发生劳损。而在当今社会，腰肌劳损的患病人群越来越普及，从农民、工人到公司白领，腰肌劳损具有高发性和年轻化的特点。警察也是腰肌劳损的多发群体。

（一）腰肌劳损的主要表现

我们常常在久坐后出现的腰部疼痛或是觉得腰部肌肉有什么东西牵拉，就是腰肌劳损的主要表现。其中以腰部疼痛为最主要的表现。

腰部疼痛的主要症状是：长期反复发作的腰背部疼痛，呈钝性胀痛或酸痛不适，时轻时重，迁延难愈。休息、适当活动或经常改变体位姿势可使症状减轻。劳累、阴雨天气、受风寒湿影响则症状加重。

另外一部分患者疼痛状况不是很明显，主要表现为活动时有牵拉感。不能忍受长久的站立或是端坐，不能胜任弯腰工作。弯腰稍久，便直腰困难。常喜双手捶击，以减轻疼痛。

当该病由于气候的变化或是其他原因出现急性发作时，患者则会感到诸症状明显加重，可能伴有明显的肌肉痉挛，甚至出现腰脊柱侧弯，下肢牵掣作痛等症状。

（二）病因

易引发腰肌劳损的病因如下：

第一，急性腰扭伤后及长期反复的腰肌劳损。

第二，治疗不及时、处理方法不当。

第三，长期反复的过度腰部运动及过度负荷，如长时期端坐、久站或从弯腰位到直立位手持重物、抬物，均可使腰肌长期处于高张力状态，久而久之可导致慢性腰肌劳损。

第四,慢性腰肌劳损与气候、环境条件也有一定关系,气温过低或湿度太大都可促发或加重腰肌劳损。

腰部是人体的中点,腰骶关节是人体唯一承受身体重力的大关节,是腰部活动的枢纽,前俯、后仰、左右侧弯、转身都有牵涉,无论运动还是活动,这里的关节比全身哪个关节承受的力量都大。劳动强度大或活动量大,关节活动就多。关节的活动,都有肌肉的参与,所以这里的肌肉容易发生疲劳和损伤。腰肌劳损就有腰部肌肉积劳成疾的意思。有些人即使体力活动不大,劳动强度也不大,但由于姿势不对,脊柱处于半弯状态,腰背肌肉一直紧绷着,日积月累,也就产生劳损,进一步发展形成无菌性炎症,刺激神经末梢,引起疼痛,于是腰痛就产生了。

（三） 腰肌劳损的运动疗法

腰肌劳损的主要症状是腰部酸困和疼痛,腰痛较重者常伴有腰肌紧张性痉挛,腰部活动性受限,弯腰困难。严重者会影响日常工作和生活。实践证明,运动疗法对其有较好的效果。

1. 仰卧保健法

患者取仰卧位,首先双脚、双肘和头部五点,支撑于床上,将腰、背、臀和下肢用力挺起稍离开床面,维持感到疲劳时,再恢复平静的仰卧位休息。按此法反复进行10分钟左右,每天早晚各锻炼一次。

2. 俯卧保健法

患者采取俯卧位,将双上肢反放在背后,然后用力将头胸部和双腿用力挺起离开床面,使身体呈反弓型,坚持至稍感疲劳为止。依此法反复锻炼10分钟左右,每天早晚各一次。如果长期坚持锻炼,可预防和治疗腰肌劳损和低头综合征。

3. 腰背部叩击按摩保健法

患者采用端坐位,先用左手握空拳,用左拳在左侧腰部自上而下。轻轻叩击10分钟后,再用左手掌上下按摩或揉5分钟左右,一日两次。然后反过来用右手同左手运动法。自己感到按摩区有灼热感，则效果更好，运动后自觉舒服无比。此运动法能促使腰部血液循环，能解除腰肌的痉挛和疲劳，对防治中老年性腰肌劳损效果良好。

4. 热敷或理疗

每天晚上可用热水袋或热疗灵在疼痛部位热敷，也可用1.5公斤麸皮，在铁锅内炒煳后，再加0.25公斤食醋迅速搅拌均匀后，装入自制布袋内，然后放置在腰痛部位用被子盖好保暖热敷。有条件的家庭可自购远红外线热疗器或周林频谱仪等理疗。此法能促进腰部血液循环，还能祛风湿、活血通络，对治疗腰肌劳损效果良好。

5. 药物疗法

对腰肌劳损患者，有明显压痛点者可用强的松龙针1毫升加1%普鲁卡因5毫升，作压痛点封闭，每周1次，3次为一疗程。待腰痛减轻后即可开始进行腰部锻炼。也可口服药物通痹片或壮骨关节丸、肠溶阿司匹林和消炎痛等治疗，以巩固治疗效果和防止腰痛再发。

（四）腰肌劳损日常预防

第一，防止潮湿，寒冷受凉。勿坐卧湿地，勿冒雨涉水，劳作出汗后及时擦拭身体，更换衣服，或饮姜汤水驱散风寒。

第二，急性腰扭伤应积极治疗，安心休息，防止转成慢性。

第三，体育运动或剧烈活动时，要做好准备活动。

第四，纠正不良的工作姿势，如弯腰过久，或伏案过低等。

第五，防止过劳，人就像一台机器，过度的运转或超负荷的使用，必然会损害某些部件或整个机器。腰部作为人体运动的中心，过度劳累，必然造成损伤而出现腰痛，因此，在各项工作或劳动中注意有劳有逸。

第六，使用硬板软垫床，睡眠是人们生活的重要部分之一。床的合适与否直接影响人的健康，过软的床垫不能保持脊柱的正常生理曲度，所以最好在木板上加1个10厘米厚的软垫。

第七，注意减肥，控制体重，身体过于肥胖，必然给腰部带来额外负担，特别是中年人和妇女产后，都是易于发胖的时期，节制饮食，加强锻炼是必要的。

第八，劳逸适度，节制房事，"腰为肾之府"，房事过频必然有损于肾，肾亏则腰痛。

第九，注重劳动卫生。腰部用力应适当，不可强力举重，不可负重久行，坐、卧、行走保持正确姿势，若须作腰部用力或弯曲的工作时，应定时做松弛腰部肌肉的体操。

五、骨关节炎的防治

骨关节炎为一种多发的慢性关节疾病。它的主要病变是关节软骨的退行性变和继发性骨质增生。常用的病名很多，如骨关节病、老年性关节炎、增生性关节炎、肥大性关节炎、软骨软化性关节病等。本病好发于活动多、负重大的关节，如颈椎、腰椎、髋关节、膝关节等，起病缓慢渐进。它可继发于创伤性关节炎、畸形性关节炎等。软骨的退行性变可能自20岁后期即已开始，在50岁以上人群中，大多能在X线片上显示骨关节炎的表现。

（一）病因及病理

多种因素引起关节软骨纤维化、皲裂、溃疡、脱失而导致的关节疾病。病因尚不明确，其发生与年龄、肥胖、炎症、创伤及遗传因素等有关。其病理特点为关节软骨变性破坏、软骨下骨硬化或囊性变、关节边缘骨质增生、滑膜增生、关节囊挛缩、韧带松弛或挛缩、肌肉萎缩无力等。

（二）临床表现

骨关节炎的主要症状为关节疼痛，开始时属钝性，以后逐步加重，因关节的活动而产生间隙性的磨擦疼痛。由于软骨下骨的充血，病人会感到在静止时有疼痛，一般称为"休息痛"，即关节处于一定的位置过久，或在清晨，病人感到关节疼痛；稍活动后，疼痛反而减轻；如果活动过多，可因关节的摩擦而又产生疼痛。疼痛有时与气候有关，每当天气突变，疼痛也会加重。疼痛程度并不一定与X线片所表现的骨病变一致，有时骨质增生很严重，但疼痛不很严重。这与每一病人的痛阈有关，也与关节经常保持活动，关节面经常得到揉磨而使疼痛减轻有关。损伤将加重原有的疼痛。有时病人感到关节活动不是太灵活，关节活动时有各种不同的响声，如吱嘎声、摩擦声。休息后，不能立即活动，关节出现僵硬状态，要经过一定时间的活动后才能感到舒适。

（三）治疗

骨关节炎大多发病缓慢，关节软骨退形性变为主，大多经过积极治疗可改善关节功能，极小数形成功能障碍。骨关节炎急性发作时，最主要的治疗方法是休息，特别强调受累关节充分休息。一旦关节炎症状消除，应尽快恢复受累关节锻炼。

随着年龄的增长，结缔组织的老化，自然的病程演变一般不能逆转，但通过治疗，可解除症状，改进活动范围，增强关节稳定，延缓进程。

1. 全身疗法

对患病关节应妥加保护，勿再损伤或活动过度，以免骨赘骨折或滑膜增厚后引起的绒毛折断，脱落至关节腔内。严重时应休息，或用石膏固定，防止畸形。若身体过于肥胖，应减轻体重。热敷和按摩可缓解疼痛。

2. 药物疗法

活血化瘀的中草药可使症状缓解，病程减慢。若有局限性压痛，可局部注射药物。其作用是抗炎性反应，不能改变退行性变，也不宜注射次数过多，以免类固醇诱发关节病。口服萘普生、消炎痛等非甾体抗炎镇痛药物可缓解疼痛。

3. 手术疗法

如果病人有持续性疼痛或进行性畸形，可考虑手术疗法。手术方法的选择需按病人的年龄、职业、生活习惯而定。

4. 体育疗法

适当的关节活动可增强肌力，改善关节的稳定性，但应适可而止，不能造成疲劳，防止关节承受不恰当的应力与暴力。锻炼有助于保持软骨组织健康和关节正常活动范围，并能增加肌腱和肌肉的应力吸收。每天进行伸展运动非常重要。把有计划的运动作为治疗的一部分，有可能使膝、髋关节骨关节炎静止不发展，甚至发生逆转。

（四）预防与保健

由于骨关节炎与肥胖、脱钙、维生素A和D缺乏有关，因此，在饮食起居上要注意以下几点：要适当增加户外活动、锻炼，尽量避免长期卧床休息；进高钙食品，必要时补充钙剂；超体重者宜控制饮食，减轻体重，以利于减轻关节负重；蛋白质的摄入要有限度；要增加多种维生素的摄入，如维生素A、B、B1、B12、C和D等。

六、慢性胃炎的防治

慢性胃炎是指由多种原因引起的胃黏膜慢性炎症性病变，在人群中发病率很高，实际在成人中发病率近乎100%，所以若接受过胃镜检查并被诊断为慢性胃炎是很常见的。道理很简单，胃每日接受物刺激并受到咽下的细菌侵袭，有轻度炎症或小的糜烂是理所当然之事，胃黏膜每日就处于这种损伤和修复的动态平衡之中，在临床医学中，仅把部分较严重的胃炎作为疾病对待。

（一）症状

慢性胃炎的症状是非特异性的，就是说症状无明显特点，表现为常见的消化系统症状如：中上腹不适、隐痛、饱胀、恶心、嗳气、反酸、食欲不振、消化不良等。这此症状不仅慢性胃炎有，其分消化系统疾病或其他系统疾病伴有消化系统症状时都常有，往往多年症状无多大变化。特别值得注意的是，无原因症状忽然有明显变化时，应及时去医院检查。慢性胃炎的诊断主要依靠胃镜和胃黏膜活栓组织学检查，必要时作腹部B型超声检查。

（二）预防原则

慢性胃炎一旦患上就难以根治，日常生活中稍不注意就会跑出来折磨你的胃，美食不能随意享受不说，还要饱受疼痛的折磨，所以，预防慢性胃炎的发生与发作比治疗更重要，预防慢性胃炎应坚持下面几个原则：

保持精神愉快。 精神抑郁或过度紧张和疲劳，容易造成幽门括约肌功能紊乱，胆汁返流而发生慢性胃炎。

应戒烟忌酒。 烟草中的有害成分能促使胃酸分泌增加，对胃黏膜产生有害的刺激作用，过量吸烟会引起胆汁返流。过量饮酒或长期饮用烈性酒能使胃黏膜充血、水肿，甚至糜烂，慢性胃炎发生率明显增高。

慎用、忌用对胃黏膜有损伤的药物。 此类药物长期滥用会使胃黏膜受到损伤，从而引起慢性胃炎及溃疡。

积极治疗口咽部感染灶， 勿将痰液、鼻涕等带菌分泌物吞咽入胃导致慢性胃炎。

过酸、过辣等刺激性食物及生冷不易消化的食物应尽量避免， 饮食时要细嚼慢咽，使食物充分与唾液混合，有利于食物消化和减少胃部的刺激。饮食宜按时定量，食用营养丰富，含维生素A、B、C多的食物。忌服浓茶、浓咖啡等有刺激性的饮料。

七、消化性溃疡的防治

消化性溃疡指发生于胃和十二指肠的慢性溃疡，是一种在中老年群体中的常见病，在办公室的白领人群中亦不少见。近年来的实验与临床研究表明，饮食不科学、大量酗酒、胃酸分泌过多、幽门螺杆菌感染和胃黏膜保护作用减弱等因素是引起消化性溃疡的主要环节。胃排空延缓和胆汁返流、胃肠肽作用、遗传因素、药物因素、环境因素和精神因素等，都和消化性溃疡的发生有关。

（一）临床表现

本病绝大多数患者是以中上腹疼痛起病，或以出血、穿孔等并发症发生作为首次症状，消化性溃疡疼痛特点为：

第一，长期性：长期反复发作，整个病程6~7年，有的可达10~20年，甚至更长；

第二，周期性：反复周期性发作，全年都可发作，但以春、秋季节发作者多见；

第三，节律性：溃疡疼痛与饮食之间的关系具有明显的相关性和节律性。

疼痛的要机理尚不十分清楚，由于提示疼痛的发生可以与胃酸的量和酸度有关，因此食物或制酸药能稀释或中和胃酸。而呕吐或抽出胃液能去除胃内酸性胃液和刺激，故可使疼痛缓解。

消化性溃疡症状产生和轻重与多种因素有关，疼痛常因精神刺激（如高度紧张、过度悲伤、思虑过重、抑郁）、过度疲劳或饮食不慎（主要指暴饮暴食、超量饮酒、进食不规律、过食生冷辛辣等）、药物影响、气候变化等因素诱发或加重；可用休息、进食、服制酸药、以手按压疼痛部位、呕吐等方法减轻或缓解病症。

（二）治疗原则

本病确诊后一般采取综合性治疗措施，包括：

第一，内科基本治疗。如应该乐观面对生活，按时休息，避免过度紧张与劳累，养成良好的生活习惯，戒除烟酒，注意饮食，有规律地定时进食，忌刺激性饮食以及损伤胃黏膜的药物等。

第二，药物治疗。以降低胃酸、根除幽门螺杆菌以及保护胃黏膜为主要目标。目前常用如泰胃美、雷尼替丁、法莫替丁、奥美拉唑、阿莫西林、甲硝唑、德诺等都是治疗消化性溃疡的有效药物，但均需在医生指导下选用。

第三，外科治疗。消化性溃疡大多轻过内科积极治疗后症状缓解、溃疡愈合；器质性幽门梗阻；胃溃疡癌变不能除外者等。

八、高血压的表现与防治

高血压是世界上最常见的心血管疾病，也是最大的流行病之一，常引起心、脑、肾等脏器的并发症，严重危害人类的健康，因此提高对高血压病的认识，对早期预防、及时治疗有极其重要的意义。

高血压按病因可分为原发性高血压（即高血压病）和继发性高血压。高血压病病因不清，可能与遗传、基因、血管活性因子等有关，故其不能治愈但能被有效控制，需要终生服用降压药。继发性高血压则可以通过去除潜在病因，得到治愈。

原发性高血压，是以动脉压升高为特征，伴有心、脑、肾等脏器损害的全身性疾病。

（一）高血压早期症状

高血压按起病缓急和病程进展，可分为缓进型和急进型，以缓进型为多见。

1. 缓进型高血压

（1）早期表现

早期多无症状，偶尔体检时发现血压增高，或在精神紧张，情绪激动或劳累后出现头晕、头痛、眼花、耳鸣、失眠、乏力、注意力不集中等症状,可能系高级精神功能失调所致。早期血压仅暂时升高,随病程进展血压持续升高,脏器受累。

（2）脑部表现

头痛、头晕为常见。多由于情绪激动,过度疲劳,气候变化或停用降压药而诱发。血压急骤升高。剧烈头痛、视力障碍、恶心、呕吐、抽搐、昏迷、一过性偏瘫、失语等。

（3）心脏表现

早期,心功能代偿,症状不明显,后期,心功能失代偿,发生心力衰竭。

（4）肾脏表现

长期高血压致肾小动脉硬化。肾功能减退时,可引起夜尿、多尿,尿中含蛋白、管型及红细胞。尿浓缩功能低下,酚红排泄及尿素廓清障碍。出现氮质血症及尿毒症。

2. 急进型高血压

也称恶性高血压,占高血压病的1%,可由缓进型突然转变而来,也可起病。恶性高血压可发生在任何年龄,但以30~40岁为最多见。血压明显升高,舒张压多在17.3KPa（130mmHg）以上,有乏力、口渴、多尿等症状。视力迅速减退,眼底有视网膜出血及渗出,常有双侧视神经乳头水肿。迅速出现蛋白尿,血尿及肾功能不全。也可发生心力衰竭,高血压脑病和高血压危象,病程进展迅速多于尿毒症。

（二）高血压病人应做哪些医学检查

①心电图及动态心电图,以确定左心室是否肥厚及劳损,是否并发高血压性心脏病,是否伴有冠心病。

②X-ray片检查,可以发现主动脉弓的变化,以及左心室是否肥厚、扩大。

③查尿糖、血糖,以确定有无糖尿病,以及糖尿病与高血压的关系。

④查血脂，以确定有无高脂血症，大致了解全身大血管的弹性，是否有动脉硬化等情况。

⑤查血黏度，可以得知是否有发生脑梗塞（脑血栓形成）、心肌梗死的可能性，以便预防用药。

⑥查尿常规、肾功能（肌酐、尿素氮），以确定肾脏是否受损。

⑦做超声心动图以确定是否有心脏扩大以及心功能的好坏。

⑧眼底及脑血流图的检查，可以大致了解脑血管弹性，脑动脉硬化及脑部血流的情况。

（三）高血压患者的自我保健

在日常生活中，高血压患者的自我保健十分重要。一般包括认识病情、观察血压、重视非药物治疗和观察药物等几个方面。

第一，正确认识病情。患病后切莫自暴自弃，认为得了不治之症。反之，过于乐观，任病情自由发展，不听医嘱，也是不行的，长此以往会加重病情。因此高血压患者应积极配合医生进行治疗，科学用药，并长期保持血压稳定。

第二，家中备一部血压计，让高血压病人具有初步观察血压变化的能力，这对治疗有很大帮助。患者应经常观察血压，每天测1~2次，及时了解血压情况，作好记录，以便调整用药，及时发现问题及时就诊。常嘱病人保持大便通畅，如有便秘应及时使用缓泻剂，以防用力过猛，血压骤升而晕倒。病人起床要缓慢，待坐起无不适后方可下床活动，以免发生直立性低血压。高血压病人切记猛躺、猛坐、猛蹲、猛站，尤其遇热（热水浴）后更应注意。

第三，非药物治疗对高血压患者来说也很重要。一般方法：主要包括适当的运动、合理的饮食（低脂、低盐）、控制体重、戒烟、限制饮酒、保持心理平衡、调整生活习惯、保证足够睡眠、避免情绪波动及过度劳累等。轻度病人通过非药物治疗可使血压恢复正常，中、高度病人也能取得降压效果。非药物治疗特殊方法，包括我国传统的养生学、气功、针灸、足反射疗法、耳穴疗法等很多种方法都有独到之处。

第四，自我按摩防治高血压。推头：用两手大小鱼际按住头部两侧揉动，由太阳穴揉到风池穴，然后改用两手拇指揉风池穴，以达酸胀感为度。干洗头：取坐式，双手食指弯曲，用食指的侧面，从两眉间印堂穴沿眉外抹到太阳穴处，至少10遍。按揉上肢：用右手从左肩部按揉至左手背，做10遍，按揉右上肢方法类同。按揉下肢：取坐位，双手推住左侧大腿根部，从上向下按揉大腿两侧肌肉，向小腿推按，重复操作4次，然后用同样操作方法，按揉右腿4次。搓手心：站坐位均可，双手掌心相贴，用力搓动，至掌心发热为度。浴腰：两掌手指并拢，紧按腰背脊柱两侧，从上往下挤压至臀部尾骨处，每次20遍。捏手掌心：先从右手开始，用左手的大拇指按右掌心，并从手掌心一直向上按到指头，然后，返回掌心，直到每根指头都按到。然后再照样按左手掌。

第五，坚持健康的生活方式。健康生活方式，简而言之，是指均衡膳食、适当运动、戒烟限酒、保持心理平衡，实际上这也是高血压的一种预防措施。

均衡膳食的核心是要采用低脂肪、低热量、低盐的饮食方式。这对防止高脂血症和控制体重有很大帮助。高脂血症是引起动脉粥样硬化的重要因素之一，肥胖者高血压发病率是体重正常者的2~6倍。为了避免高脂血症和肥胖，应节制饮食。主食以米、面、粗杂粮为主，进食以每日七八分饱为度，少吃甜食。副食可选择瘦肉、禽类、淡水鱼、豆制品等，肉类以75~100克为宜。多吃蔬菜水果，每日500克左右。食用油应以植物油为主，每日以25克为宜。少食盐，每日以5~6克为宜，适当增加钾的摄入，多吃含钾多的食物，如蔬菜、水果、黄豆、绿豆、蘑菇、海带等。做到品种多样，粗细搭配不甜不咸，少食多餐，七八成饱。

高血压患者可根据病情轻重和个人体质选择一种适合自己的运动方式。只要运动后自我感觉良好，心跳和疲劳感经适当休息后很快消失，就说明运动量是适宜的。运动量每周5~7次,每次30~45分钟为好,运动的目的在于增强体质,控制体重,降低高血压。

保持心理平衡,病人应保持乐观情绪,避免受到各种不良刺激,防止精神紧张,情绪波动,喜、怒、哀、乐要有节制。各种原因导致的心理不平衡,都可引起血压波动,不利于高血压患者的治疗。

吸烟者应戒烟。不提倡饮酒,至多偶尔为之。茶中含有茶碱(浓茶、红茶中含量更多),可引起兴奋、心悸、失眠等症状,因此高血压患者不宜用茶水服药,而且以饮含茶碱量少的清淡绿茶为好。

九、糖尿病的表现与防治

糖尿病是一种病因尚不清楚,但目前所知主要是以胰岛素分泌和作用障碍,导致以高血糖为共同特征的内分泌、代谢性疾病,近年该病在中老年群体中发病率有逐年上升的趋势。糖尿病是一种遗传基因决定的全身慢性代谢性疾病,但遗传的不是糖尿病本身,而是对糖尿病易感性,必须有环境因素的触发才能发病。糖尿病的主要临床类型(与治疗措施的选择和预后有密切关系)包括胰岛素依赖型糖尿病,也叫Ⅰ型糖尿病,和非胰岛素依赖型糖尿病,即Ⅱ型糖尿病。

糖尿病人中,Ⅰ型糖尿病患者相对较少(约占5%),属自身免疫生疾病,而Ⅱ型糖尿病患者占多数(约占90%)。

国内多次糖尿病流行病学调查结果表明,干部、公务员和知识分子为糖尿病的高发人群,与这类人员的生活水平与工作性质有关,公务员多为伏案工作,体力活动量少。再加上工作紧张忙碌,经常加班加点,生活规律性较差,心理应激频繁,所以得高血压、糖尿病等慢性病的机会高于其他人群。

(一)糖尿病的临床表现

①三多一少:多尿,多饮,多食,体力及体重下降。

老有所医

②餐前低血糖：餐前出现无力、冷汗、饥饿，甚至昏迷等低血糖表现，是胰岛素分泌峰延迟出现的结果。

③皮肤瘙痒及感染：皮肤痛痒是高血糖刺激神经末梢以及尿糖局部刺激性的结果。

④视力下降：主要为白内障和视网膜病变，血糖波动也会造成视力下降。

⑤神经系统表现：包括感觉神经、运动神经及植物神经病变引起的症状。

⑥生长发育迟缓：控制不良的Ⅰ型糖尿病患儿可出现身材矮小、青春期延迟等症状。

如果您出现了上述表现，应及早去医院检查。

（二）如何预防糖尿病

糖尿病目前不能根治，故必须防患于未然，预防糖尿病的四个要点为：多懂，少吃，勤动，放松。

第一，多懂：进行健康教育和健康促进，减少因对糖尿病无知而付出的代价，阻碍多懂的原因不在于文化水平低，而是对糖尿病及其危害了解不深，认为糖尿病与己无关，不去主动获得糖尿病防治知识。

第二，少吃：避免热量摄取过多，避免肥甘厚味，多吃粗粮和青菜，少喝酒、不吸烟。部分办工室人员平时还能注意饮食控制，但由于应酬太多而过多地吸烟、酗酒，大吃大喝，造成对健康的危害。

第三，勤动：加强体育锻炼，避免超重或肥胖。不少因饮食不当、活动太少造成超重、肥胖者，患糖尿病、高血压、高血脂、冠心病的机会大增。

第四，放松：保持平常心，避免应激，劳逸结合。

目前不提倡药物预防糖尿病，可选用降压、降脂药对症治疗相关疾病。

（三）糖尿病的治疗

糖尿病的治疗是一种综合治疗，主要包括五项原则，即糖尿病教育和心理疗法、饮食疗法、运动疗法、药物疗法、糖尿病监测。

1. 教育和心理疗法

多读些有关糖尿病防治的书籍和小册子，增加糖尿病防治知识，采用"战略上藐视，战术上重视"的方法与之作斗争。

2. 饮食疗法

糖尿病的饮食疗法最为重要，包括控制总热量、合理配餐、少量多餐、高纤维饮食、清淡饮食、不动烟酒6条原则。控制总热量，不只包括主食的热量，而且包括副食的热量，特别是一些肉类食品和含热量比较高的脂肪类食物、零食，如果仁等。合理配餐指各种营养成分搭配适宜。含脂肪的食物是可以并且应该吃的，但不要过量。少量多餐原则要做到"一天不少于三餐，一餐不多于二两"。高纤维饮食包括很多食品，如玉米、高粱、荞麦、燕麦、干豆等粗粮，蔬菜，适量水果，木耳，蘑菇，魔芋，还有海带、紫菜等藻类。这些高纤维饮食不仅可以降低血糖，而且还通便，餐后不易感觉饥饿。清淡饮食原则中，"清"是指少油，不仅包括动物油，也包括植物油，还包括含脂肪很多的花生、瓜子等零食。"淡"是指不甜不咸，含糖食品可能升高血糖，过咸食品可能升高血压，均不能随意多食。

3. 运动疗法

体育锻炼的具体好处是可消耗糖分，适当降低血糖，使身体对胰岛素的敏感性提高。运动还可以减肥，而胖对糖尿病患者来说是不利的。糖尿病患者最好天天都锻炼，每天最好锻炼半个小时以上。运动的形式与强度要根据患者的年龄以及并发症的程度因人而异，量力而行，不进行过分激烈的体育活动。

4. 药物疗法

糖尿病药物的选择主要是医师的工作，但糖尿病患者本人不应对药物一无所知。了解一些药物的相关知识，就是与医师配合，使治疗达到最佳效果。

5.糖尿病监测

定期进行监测，以了解糖尿病控制状况及并发症程度，包括血糖，尤其是餐后两小时血糖、尿常规、血脂、血液黏度、肝肾功能，以及心电图、眼底，要求做到空腹血糖低于140mg/dl（7.78mmol/L），餐后两小时血糖低于180mg/dl（10.00mmol/L），又不发生低血糖，血压低于125/85mmHg，至少不超过140/90mmHg；血脂正常，每年查肝肾功能，心电图和眼底至少1次。

十、体检不偷懒，防病有目标

人到了老年，各器官在形态和功能两方面都有一定的改变，免疫功能及抗病能力也都有所降低，因而易患疾病。而有些病却是40岁左右就开始存在了，逐渐发展，到了老年时就发展成重病。也有些病是隐蔽地发病，发展到了一定程度才显出症状，如动脉粥样硬化发展成为冠心病，恶生肿瘤的发生和发展等。还有些病是到了老年才发生的，但其进展缓慢，容易被忽略，如老年糖尿病、骨质疏松症等。因此，要增强预防意识，争取早发现、早预防、早诊治，做好健康体检就是十分必要的了。

（一）健康查体的项目和程序

预防性定期健康检查，一般应包括下列重点项目：

①血、尿、粪、痰常规及血沉检查，从尿和痰中查瘤细胞。

②血压测量。

③心电图检查（必要时做心脏负荷试验）。

④肺功能检查，照X线角片或X线透视。

⑤血液生化学检查，包括血脂测定，肝功能、肾功能、血糖及各种酶的测定，免疫方面的检查等。

⑥眼底检查及眼科其他检查。

⑦进行内科、口腔科、耳鼻喉科、神经科全面体检。

⑧外科检查应包括直肠指诊,老年男性应检查前列腺,老年女性应做妇科检查,有条件的,还可以加做B超检查。

(二) 针对性的重点检查

经过平时观察或医生问诊、检查,为了鉴别和确诊某种疾病,可由医生开出专门的化验单,让病人去做某一项或几项化验检查,必要时要开出特殊检查单,让病人去做心电图X线透视或X线照相或其他特殊检查。然后,再由医生根据问诊、体格检查,尤其是重点的检查和化验,特殊的检查等方面的结果,提出确定诊断或"可能诊断"。如果病情复杂难以确诊,必要时应住院做详细的观察和检查,再做确诊,决定治疗方案。这种检查即针对性重点检查。

定期的体检要同有针对性的重点检查结合起来,互为补充。根据实际情况进行安排。由于病人的病情各异,医生所要作的检查安排也就不一样。病人应根据医生的意见去做。有的病根据问诊和体检就能诊断,也就不一定必须做什么特殊的检查和化验了。如对病情有些疑难,须重新诊断,有针对性的重点检查也是十分必要,不可忽视。但这也要在病人心理上保持稳定,不应过分紧张或有心理负担。

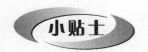

怎样看待化验检查结果?

化验是诊断疾病的重要手段。但这决不是简单地只凭一张化验单就能下诊断结论的。医生是把临床理论以及对病人的观察研究结果,同化验理论知识以及化验结果进行综合分析的过程,要经过去粗取精,去伪存真,紧密联系病人的实际表现,才能作出判断。

从化验本身来说,它也是一项比较复杂的技术。有的可以凭化验结果,一纸定乾坤。有的并非那么简单，如转氨酶升高，虽多半出现在肝细胞受损害时，但它在许多其他器官如心、脑、肾受损伤时也能升高。有时化验结果会出现"假阳性"或"假阴性"，也可能有技术误差，因此也不能只凭一次化验结果就作出诊断。如果对临床症状有怀疑，必要时还须重复化验一次或多次，以排除技术误差的可能性。

对于一项化验结果，不要机械、片面地看待，需要医生通过各种检查和观察，全面分析和考虑，慎重地作出诊断。病人自己由于医学知识的限制，判断化验结果一般比较困难，应尊重和听取医生的意见并按其指导去做。自己对自己的健康也应正确估计，应有信心，不要看到一个化验数字不正常，就认为自己害了什么病，背上沉重的思想负担，作出悲观的结论，这都是不必要的。

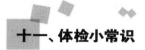

十一、体检小常识

（一）体检前要做六项准备工作

第一，体检前三天不要剧烈运动，保持正常饮食，不要暴饮暴食，勿饮酒，要注意休息。第二，体检前一天晚上8时起禁食，以免影响血糖、血脂、肝功能等检查指标。第三，进行各科检查时，请务必按预定项目逐科、逐项检查，不要随意"省略"体检项目，并向医生如实反映家族史、个人既往病史等，以免影响最终的健康评估。第四，糖尿病、高血压、心脏病、哮喘等慢性疾病患者，应将平时服用的药物携带备用，受检日建议不要停药。第五，大便检查前三天勿食用动物内脏、血肠、绿叶蔬菜等，以免造成大便潜血假阳性。第六，一次健康检查未发现异常并不代表完全没有潜在疾病，若出现疾病症状，应及时就医。第七，女士应特别注意做尿常规化验及妇科检查。

（二）体检后要做四项后续工作

第一，体检结果出来后，要认真解读。第二，对某些有意义的指标要及时复查，如对其中的指标不是很清楚，最好找有经验的医生咨询。第三，对确诊的疾病要重视，严格遵照医嘱进行治疗，如改善生活方式、服用药物等，使体检的目的真正落到实处。第四，妥善保存检查结果，建立自己的健康档案。

值得注意的是，在体检的众多结果中，有不少看似异常，却实属正常的指标：如饮水过少导致尿常规检查有许多结果"超标"；情绪紧张或运动后，血压偏高；腹部超声检查发现肝、肾有囊肿；泌尿外科体检发现附睾小囊肿、前列腺钙化等。许多受检者会因此惶恐不安，迫切要求医生给予治疗。其实，这些结果其实并无太大临床意义，大可不必恐慌，更不需要过度治疗，只要定期复查就可以了。

（三）老年人体检要勤，项目要全

老年人各种疾病的发病率明显高于其他人群，且往往一人同时患多种疾病，再加上年龄大，反应较慢，即使身患疾病，亦可能毫无感觉。因此，老年人一定要注重全面体检。

体检项目主要分为三类：

第一类，临床体检科室体检项目，包括问诊、血压、身高、体重、内科、外科、耳鼻喉科等临床各科的一般检查。

第二类，仪器体检科室体检项目包括腹部B超、男性B超、女性B超、胸透、心电图。

第三类，实验室体检科室体检项目主要是对血、尿、便常规，肝功能，血糖，血脂，肾功能，肝炎等进行实验室化学检测。

老年人体检应重点围绕老年多发病、常见病展开，如检查血脂、血糖、血压，可以排除高脂血症、糖尿病和高血压；做眼底检查，可以了解视网膜动脉硬化程度；检查胸片、B超、大便隐血、直肠指检以及各种血肿瘤标志物，可以排除肿瘤等。此外，老年人的体检间隔时间要短，最好每半年1次。

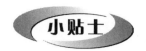

小贴士

家庭小药箱

很多老人病来得突然，所以家庭小药箱非常有必要准备。家有老人的，至少要准备好下面这五类东西：

心脑血管药物：多备点硝酸甘油，一旦觉得胸闷、心脏不适，或是出现了心绞痛，便立即含服。如果父母患有脑血管疾病，子女可以在家备点安宫牛黄丸。

消化类药物：便秘不是大毛病，但因此而猝死的老人却不少。因此，应准备些通便药，如开塞露。

血压计：血压计最好选择电子的。当老人头晕、胸闷等时，最好能及时量一下。平时早晨起床后，最好也测一下血压，以便更早地发现异常。

氧气袋：心脏病病人最好备上一个。但氧气袋只能解决"一时之痛"，一旦症状缓解后，一定要到正规医院就诊。

小药箱药品应注意保质期，一般每半年到一年更新一次。

十二、看病挂号新方式

北京各大医院都开通了预约挂号的方式，以减少患者排队挂号的时间。

以北京朝阳医院为例，预约挂号方式一般有电话预约、网络预约、窗口预约、复诊预约（含出院病人的复诊预约）、社区预约。

预约时间亦作相应调整。电话预约：7：30—22：00；网络预约：24小时；窗口预约：7：30—16：30；复诊预约：7：30—16：30。社区预约：7：30—16：30。

（1）电话预约：直接拨打人工电话85231122进行预约。

（2）网络预约：登录首都医科大学附属北京朝阳医院主页（网址http://www. bjcyh. com. cn/），点击"预约挂号"平台，按照操作提示

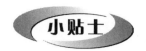

进行预约。

（3）窗口预约：到医院门诊指定预约窗口进行预约。

（4）复诊预约：由诊疗医生填写复诊预约三联单，凭三联单到指定预约窗口进行预约。

（5）社区预约：由社区医生填写专用《双向转诊单》，经社区医生传真到医院进行预约。

为了保证所有患者的就诊效率和医疗资源的充分利用，医院要求所有患者必须使用真实姓名、真实证件号码、真实医疗卡号码进行预约，挂号窗口核查有误者一律不予挂号。并提供真实电话号码，以便通知变动信息。

预约后应按照预约提示的时间来医院指定窗口办理挂号手续。当日就诊时，未按指定时间挂号，上午号只保留到11：00；下午号只保留到16：00，过时按违约处理。预约费按3元/次收取，复诊患者和社区双向转诊免收预约费。取消预约至少提前1天电话联系，或通过网络取消，当日不做取消。按照层级预约原则，初诊患者应尽量先预约普通号。网上预约必须先注册，可使用医疗卡号或身份证号进行预约。网上预约成功需要就诊当日的上午号9：30到10：00到1、2号窗口取号。10：30后不取号视为作废。预约时间1~7天，网上15：00以后不做第二天预约。

第四章　适量运动身体好

一、适合中老年的运动方式

"生命在于运动"，这是大家熟悉的语句。但是，运动也要适度。古代养生家说的"小劳"指的就是适度的运动，量力而行的运动。唐代医学家孙思邈就这样认为："养性之道，常欲小劳，但莫大疲及强所不能堪耳。"大疲与小劳相对，就是极度疲劳，都与过量运动有关。

过度运动是不可取的。有人调查了2500名从事长跑运动的男女，一年后，1/3以上的人因肌肉拉伤而放弃这项运动，1/7的人因为其他损伤而不得不进行治疗。美国医学家对北欧的一些滑雪运动员进行调查发现：比赛后运动员唾液中的一种免疫抗体含量立即下降，易患上呼吸道感染。大家也有这样的体会，剧烈运动后，大汗淋漓，很容易导致疲乏无力，稍受风寒就容易感冒，中医说，这是大汗伤气。所以，笔者不主张参加剧烈的大运动量的体育锻炼。

适合中老年人的运动方式较多，笔者推荐以下运动方式：

一是太极拳。太极拳是中国传统的运动方式，这是一个人就能运动的锻炼，它不仅能练筋骨，更能怡情养性，太极拳是用心打的，能让人身心愉快，深受广大中老年人的喜欢。

二是游泳。游泳也是非常好的运动，不会对机体产生伤害，毛泽东当年就最喜爱游泳。但游泳需要必要的条件。

三是步行。步行是古老的，也是最经济、最简单、最安全，而且最有效的运动方式。《黄帝内经》上就教人春天要"广步于庭"。唐代孙思邈的《千金方》也说"量其时节寒温，出门行三里二里，及三百二百步为佳，量力行，但无令气乏气喘而已"，民间更有"饭后百步走"的谚语。

许多名人都是以步行为保健法的。徐特立先生56岁参加长征，步行到陕北，享年91岁。毛泽东曾总结徐老的养生诀是"基本吃素，坚持走路，心情舒畅，劳逸适度"。坚持走路就是步行。邓小平也喜欢走路，每天上午，只要不外出，他总要在自家的院子里来回走18圈（一圈约140米）。江苏省著名中医干祖望先生也提倡步行以及爬楼梯。他查房在16层，却常常不乘电梯而爬楼。干老至今已经百岁，但精神很好，依然笔耕不止。秦怡坚持饭后走2000步。她有一套理论：先500步是消除腹胀，再500步是健肠胃，后1000步是全身锻炼。

冬春季节在阳光下走路，对健康更有益处。阳光是天然的兴奋剂，让你忘却烦恼，驱散忧郁，同时能促进新陈代谢，促进机体对钙和磷的吸收。那么如何步行才是比较科学的呢？步行锻炼法以每天快走两次，每次2000米，中间可以间歇2次，速度以每分钟100步左右为宜，时间在30~45分钟左右。快步走贵在坚持，一般半年以上效果就出来了。由于中老年人的个体性差异很大，不可能出一个量化的统一的标准，而只能定出一个"度"。走后不气喘，不心慌，不头晕，不大汗淋漓，要浑身舒坦，第二天不觉得累。这就是适度。

二、因人而异、因地制宜选择体育项目

缺乏锻炼是导致心脏病、糖尿病和结肠癌的重要因素之一。调查发现，我国大多数人认为工作已经够累了，用不着进行专门的身体锻炼。久而久之，身体机能逐渐衰退，运动能力也退化，脂肪肝、高血脂、高血压、慢性胃炎、颈椎病、腰椎间盘突出、泌尿系发炎、下肢静脉曲张、关节炎、冠心病、糖尿病等是威胁人们的主要疾病。各种常见病、多发病与社会

普通人群的发病规律基本一致，但脂肪肝和高血脂的发病率则明显高于社会普通人群。

必须根据个人的实际情况，有针对性地确定体育锻炼的内容、方法及适宜的运动负荷。锻炼者要坚持量力而行，循序渐进的原则，在运动中随时注意保持自我感觉良好，逐步增加运动负荷，身体逐步适应，才能获得好的运动效果。

（一）勤动

"动"当然是因人而异，你可以练五禽戏、打太极拳、做健身操、跳迪斯科，也可以练气功、爬山、散步、绘画、临摹书法、按摩，或者洗衣扫地、栽花种菜、养鸟等。一句话，就是勤动。体育锻炼是动，家务劳动也是动，只要注意不过分疲劳就行。

（二）散步

散步是一种行之有效的、人人都能从事的延寿活动。美国运动医学专家认为：小运动量的随意运动——散步，对医疗保健、延年益寿效果良好。他们通过对13000人进行长达8年的综合调查发现：死亡率最低的不是热衷于体育锻炼的运动健将，而是每天坚持小运动量的人群。特别是睡前散步，是目前许多专家向老年人极力推荐的一个健身项目。医学试验证明，当人行走时，毛细血管扩张，机体血流量加快，微循环血容量增多，不但能降低过高的血压，调节大脑皮层的功能活动，还能提高耗氧量和胰岛的效能，促使胰岛素的分泌，因而可有效地预防老年性疾病的发生。此外，散步还能减轻病痛，使你精神焕发，助你放松紧张的神经，使你思维敏捷，骨质更加结实，心脏功能增强，甚至减轻体重，让你活得更加潇洒。

但是散步锻炼并不等于简单的溜达，也不是单纯的腿部运动。只有采取正确的姿势和方法，锻炼才能取得保健效果。散步运动要求两肢自然下垂，并随着步伐轻轻摆动，进行时要收腹挺胸，要有朝气，且轻松自如，保持体态平衡。从医学角度讲，老年人散步宜采用每分钟60~80步的慢速或80~100步的中速。时间长短因人而异，但最少要持续20分钟，因为这是使你身体松弛和享受步行乐趣所需的最短时间。

（三）黄昏和睡前的锻炼

以往人们大都认为早晨是进行身体锻炼的最佳时间，然而研究发现，黄昏和睡前的锻炼对身体更有益。根据人体生物钟节律，人在傍晚时，肢体反应的敏感度、动作的协调性和准确性以及适应能力，都处于最佳状态，体内的糖也增长最高，所以每天在这时进行30~60分钟的散步锻炼，有益养生。睡前活动的作用，能在睡眠的全过程中得到维持，不仅睡眠质量高，而且消除白天疲劳的速度也较不活动者大大加快。综上所述，可知坚持散步，特别是睡前散步，可以达到祛病健身的目的。

对老警官来说，退休后每天至少应当参加半个小时的体力活动或体育运动，绝不可整天呆坐不动。长期坚持步行锻炼，对维持血压、胆固醇和体重等处于正常水平都很有好处。除了步行之外，做保健操、打太极拳、打乒乓球、打羽毛球、游泳、爬山、爬楼梯（关节炎患者不宜）等，都是较为适合老年人的运动方式。老年人还可根据自己的体质条件和兴趣爱好等，选择适合自己的运动项目，只要能够确保安全，都是有益于健康的。

三、适量运动，注意防护

在进行各种各样的运动时，由于所采用的姿态不合理，或者使用的力量超出身体某部位承受的限度，就会对身体造成局部伤害。为了防止这种对人体造成的伤害，就需要对一些容易遭受伤害的部位进行保护。

对于经常参加健身运动的人们来说，扭伤、摔伤、撞伤、拉伤等各种各样的意外伤害随时都有可能发生，运动中的自我保护不可忽视。

所谓运动损伤是指在体育运动中发生的损伤，可分为急、慢性损伤，以慢性损伤为多。损伤的组织涉及神经、肌肉、肌腱、韧带、关节囊、皮肤、软骨，还可能伤及内脏器官。

　　北京体育大学杨静宜教授提醒健身者，从足关节的护踝到肘关节的护肘，这些看似细小的运动护具，能够在我们平时锻炼的过程中为肌肉和关节分担外来的压力和冲击。各种关节是运动中最容易损伤的部位，关节过伸或过屈都有可能对肌腱造成损害，适当佩戴护具能在很大程度上避免肌腱过度拉伸。对体育爱好者来说，最好的护具是绷带和胶布，两者与肌肉的结合程度最紧密，也能够更好地保护肌肉和关节。打篮球的时候戴上护腕、护膝、护踝，踢足球的时候加上护腿板，护肘、护腕是打网球、羽毛球、乒乓球必不可少的用品，这些微不足道的小护具，在关键时刻却能为保护我们的身体帮上大忙。

　　有不少健身者认为，佩戴护具之后感觉活动不灵活，在踢足球时若戴上护腿板，总觉得腿部灵活性大大降低了，远不如不戴舒服。对此，杨静宜教授指出，尽管如此，可我们还是应该奉行"安全第一"的宗旨，踢足球时的意外伤害有时是很严重的，切不可为图一时痛快摘掉护腿板，因为运动损伤不仅容易给运动群体带来潜在的威胁，而且有可能给人体内在器官造成严重的损害。

第四章　适量运动身体好

　　杨静宜教授说，做好热身运动和及时消除运动后的疲劳，这是防治运动损伤的两个重要环节。热身运动能够最大限度地活动身体各部位的肌肉，缓解大范围、高强度运动对肌肉、骨骼和内脏造成的刺激。及时消除运动疲劳能帮助身体恢复机能。　常用的消除疲劳的方法有按摩、积极休息、洗桑拿浴、洗蒸汽浴、营养补充等。对于从事体育锻炼的大多数人群来说，做好热身运动比消除疲劳更为重要，因为普通人往往不容易运动过量，但却容易犯技术性错误，不热身就运动的潜在威胁很大，如果盲目锻炼，健身可能就会变成伤身。运动系统损伤可分为急性损伤和慢性损伤，从组织学分类可分为四类：一是软组织损伤，包括肌、肌腱、韧带和滑囊的损伤；二是骨的损伤，主要是指四肢骨及骨结构纤细和易产生应力集中部位的骨折；三是软骨的损伤，包括关节软骨及骨骺软骨的损伤；四是神经卡压伤。

运动损伤的预防如下：

第一，加强运动安全教育，克服麻痹思想，提高预防损伤意识。

第二，认真做好准备工作和整理活动。准备工作能使身体各器官系统机能迅速地进入工作状态，以适应剧烈运动的要求，减少或防止运动损伤的发生；整理活动可使人体更好地从紧张的运动状态逐渐过渡到相对的安静状态，并可消除机体内的代谢产物，减轻肌肉酸痛和消除疲劳。

第三，改进技术动作，合理安排运动负荷。技术动作的不规范往往是造成损伤的主要原因；而大负荷的运动量又是造成软组织和骨慢性损伤的重要原因。

第四，加强保护措施，特别要提高自我保护能力；特别是要保护好人体的重要部位（如头部）。

第五，做好医务监督工作，掌握运动损伤的预防与处置方法。

四、简单运动巧健身

人们在日常生活中经常发生气滞血淤现象，适度的运动可以消除这种现象而达到经脉通畅、气血流通的正常状态。运动不一定要去体育馆或者健身房，在任何时候、任何地点都可以。

早上醒来时，可以顺便做伸展运动。把枕头垫在背后，两手向后伸直并伸展身体。由于做伸懒腰等伸展运动时，人体会自然形成双手上举、肋骨上拉、胸腔扩大、深呼吸的态势，这样使膈肌活动加强，牵动了全身，引发了大部分肌肉收缩，从而达到加速血液循环、提神醒脑的目的。

穿衣时，可以做后背手扩胸运动。双手在背后相握，伸直手的同时挺胸。此外，扩胸运动、柔软背部都是简易有效的美胸运动，扩胸运动对防止乳房下垂有奇效。如果你有心改善，随时都可以加强胸部的保养和护理，任何年纪都不会太迟。

如厕时，还能做叩齿运动。叩齿运动可使牙周膜内血管扩张，改善局部血液循环，能刺激牙周膜这层结缔组织膜更好地固定牙齿，减少患牙疾的机会。同时，叩齿使口腔唾液分泌增多，有助消化。长期坚持，可以使身体更棒。

刷牙时也可以做运动，那就是做提肛运动。每天早晚刷牙时可坚持做一次提肛运动，具体做法是：吸气时提肛，收腹像忍大便的感觉，呼气时缓慢放松肛门，连做20~30次。中医认为，提肛运动可使中气升提，脏腑强壮，并可调节气血阴阳。提肛运动除预防便秘、痔疮外，对内脏下垂、胃肠功能紊乱均有疗效。

穿鞋时，不要坐在凳子上，而应屈膝，蹲下身体穿鞋系带。这个动作虽然小，但却可以刺激小腿肚和脚脖处的肌肉。这样你会觉得腿部肌肉在使劲，为形成坚实紧绷的肌肉创造了条件。

运动无处不在，一切皆有可能。在点滴运动间，您就积累了健康资本。再来看几个可以随时随地去做的小运动吧。

①叩头。叩头可不是让您跪下去磕头，而是每天早晨或是晚上睡前轻叩头部——刺激头部穴位，这能够调整人体健康状况。

全身直立，放松，双手握空拳举于头部，自然活动腕关节，用手指轻叩头部，先从前额向头顶部两侧叩击，然后再从头部两侧向头中央。次数视个人情况而定，一般50次左右即可。

②梳头。首先直向梳刷，用木梳从前额经头顶部向后部梳刷，逐渐加快。梳时不要用力过猛，以防划破头皮。接着斜向梳刷，先顺着头型梳，将头发梳顺，接着逆向梳，再顺着头型梳。每分钟约20~30下，每天一次，每次3~5分钟。这样可以刺激头皮神经末梢和头部经穴，通过神经和经络传导作用于大脑皮层，调节经络和神经系统，松弛头部神经，促进局部血液循环，达到消除疲劳、强身和促进头发生长的效果，对脑力劳动者尤为适宜。

③击掌。两手前平举，呈90度角，两手五指伸直展开。然后用力击掌，越响越好。击掌主要是刺激两手上相应穴位，一般在20次左右。

④浴手。浴手是保健按摩中的一种。取习惯体位，排除杂念，心静神凝，耳不旁听、目不远视、意守肚脐，两手合掌由慢到快搓热。

⑤搓面。把搓热的手平放在面部，两手中指分别由前沿鼻两侧向下至鼻翼两旁，反复揉搓，到面部发热为止。然后闭目，用双手指尖按摩眼部及周围。

⑥运目。双目从左向右转14次，再从右向左转14次，然后紧闭双目少时，再忽然大睁。常年坚持运目，可去内障外翳，兼能纠正近视、远视。

⑦搓耳。耳廓上有很多穴位，可用两手食指、中指、无名指三指，前后搓擦耳廓，刺激分布在耳廓上的各种穴位。次数多少视个人情况而定，一般以20次左右为度。

⑧拉耳垂。耳垂上有许多穴位，常拉耳垂，可以刺激该处穴位，有调节神经内分泌的功能。

⑨搓颈。先用两手食指、无名指反复按摩颈后部的风池、风府穴，力度由轻到重，直到局部发热，然后左右前后转动颈部，速度要慢但幅度要大。

⑩缩唇。呼吸直立，两手叉腰，先腹部吸气。停顿片刻，然后缩唇，不要用力，慢慢呼气，至到吐完为止。再深深吸一口气，反复十余次。这样能延长氧气在肺泡内的时间，促进氧气与二氧化碳交换。

⑪弯腰。双脚自然分开，双手叉腰，先左右侧弯30次左右，再前后俯仰30次，然后两臂左右扩胸数次。

⑫伸懒腰。伏案1~2小时后，不妨伸个懒腰，这样可使全身大部分肌肉血液加速，起到消除疲劳的作用。

经常做"小运动"，会有全面受益的收获。一如在"保健银行"开户之后，不断地"零存"，最后便可"整取"到一大笔养生保健、益寿延年的资本。何乐而不为呢？

（一）常揉四区保健康

"四区"指的是：前胸、脊柱、肚脐和脚底。自己平时常按摩这几个部位对健身有着极大的好处。下面就具体介绍一下。

①前胸。医学研究发现，位于前胸的胸腺是主宰人体整个免疫系统最重要的免疫器官之一，胸腺分泌出来的免疫活性肽物质，有强大的抗癌作用。只要每天坚持用手掌上下揉拍前胸（上至颈部下至心窝部）100至200次，就会激活胸腺，起到防癌防病、健身延年的作用。

②脊柱。脊柱是养生学家极为关注的区域，它是人体两条最大的经脉之一督脉的行经之地。经常按摩脊柱，则可疏通经络，气血运行畅通，从而有益于全身器官的滋养。

③肚脐。肚脐为神厥穴，常被养生学家誉为保健"要塞"。经常按摩肚脐有防治便秘、中风等作用。

④脚底。科学家将脚称为人体"缩影"、"第二心脏"。经常弯弯脚趾、踩踩卵石、揉揉脚心、温水泡脚等，都能反射性增进全身各内脏器官的功能，达到祛病健身、延年益寿的目的。

（二）八字养生术

百岁老中医的养生之术

全国著名老中医干祖望教授，出生于1912年，今年101岁，是南京中医药大学教授、江苏省中医院主任医师，全国老中医药专家学术经验继承工作指导老师。如今他听力虽然下降，但仍然头脑清楚，思维敏捷；视物清楚，还经常看书、看报、写文章、批改论文。他曾说过要："上班上至90岁，寿年100岁"，现已成事实，最近他又讲要活到110岁……如此高寿的秘诀，就在于他的"童心、蚁食、龟

欲、猴行”八个字养生之术。

此术是干祖望身体力行50多年的一套养生法，如今他已年届百岁，尚未退休，照常出勤上班；半天门诊，头不晕、腰不痛，思路清晰；作报告2~3小时，站着讲学，情状同年轻人；至于创作，经常超过子夜12点才睡觉；病房在16层楼，上楼巡诊病人一贯不坐电梯。那么，他的养生保健方法都有哪些呢？总结起来，就是一句话：认真地向动物学习。他说："我的养生之道，在50年前早已开始实践了，只是主观上尚不知是保健养生。50年后回头看去，才发觉的确为很好的养生方法，是从实践中得来的。令我虽已进入晚年而精神体力不逊青壮年。自此以后开始关注，并有意识地予以深入观察、探讨、总结，同时，勤求古训新知，以接轨于理论。"

1. 童心永留存

"童心"即赤子之心。一是纯洁无邪。因为无邪则心田宽畅开朗而没有烦恼，无邪之心，更没有损人、欺人、捉弄人、打击别人的邪念。"敬人者人恒敬之"，身边有这样多的感情温暖，心情也更加舒畅、轻松而愉快。二是简单无烦。不会穷思瞎想而绞尽脑汁，一心用在事业上。善于助人、其乐无穷，算计他人则自寻烦恼。三是乐观无忧。童心都是无忧无虑的旁观者，少为七情所伤，长期在"太上忘情"的境界中，则"形全精复，与天为一"而长生。

2. 蚁食不损寿

"蚁食"，一是不苛求拣食。像蚂蚁一样什么都能吃，只要无害身心的食物，不需要过分求冷、热、精、细、美味。卫生当然要讲，但也不必过于苛求。二是慢饮少食。像蚂蚁一样吃得少。狼吞虎咽恣食饱餐为患的，早已众所周知。梁章钜《退庵随笔摄生》的"所食愈少，心愈开，年愈益。所食愈多，心愈塞，年愈损"，是食多与食少利弊的最好总结。

3. 龟欲心舒畅

"龟欲"，龟被视为长寿的象征，更具"与世无争"、"一无奢望"的习性。一是不意气用事，遇事以退为务，以柔克刚。孔子强调："戒之在斗"，是有深远意义的。但另一方面必须指出，我们的"龟缩"，是指名、利、富、贵而言。凡涉及大是大非，则应挺身而出，否则这样的生存是"苟活"！二是龟无欲望，一贯不争不闹。从大至狮虎、小至蚁蝼都有角斗，而自古以来少见到乌龟打架。儒家的"知足常乐"、道教的"欲界六天"、佛门的"欲尘"学说，都极言"贪"与"欲"对人的危害性。"贪"与"欲"的基础是"想"，如你什么都不"想"，那么也不会有"贪"、"欲"之念的产生。"不如意事常八九，能得成全无二三"，索性像龟一样"寡欲"，则心境舒畅怡然。

4. 猴行身敏捷

"猴行"，猴子反应敏捷、行动轻快，具有朝气与活力。要做到这一点，一言以蔽之，曰："勤劳不懒。"猴子的长处有两点：其一，多动。多动不一定就指跑步、打拳。在日常生活中尽量少坐车子、电梯，以自己行走为主。另一层意思是多动脑筋，尤其是在自己的事业上多动脑。脑子多动了，脑细胞才更发达。其二，戒惰。干祖望的戒惰，是平常少坐多立，乐于坐硬板凳，正襟危坐，一直可保持英姿焕发、精神饱满。干祖望说，养生要有正确的方法和理念，并付诸行动；抛弃那些保健养生之大敌。首先，最有害身体的是吸烟。吸烟的害处罄竹难书，早已众所周知，不再细述。其次是酒。酒尚有些有益之处。但对"一日不可无此君"者言，也如同慢性自杀。《顾松圆医镜》："烟为辛热之魁，酒为湿热之最……极能伤阴，断不可用。"在古时人们早已洞察了这两敌。最后则是滥用药物。药物对人来说，是治病、急救之品，而不是养生品。凡小病大药、浅病重药、无病进药，都是有害而无益于身体健康的。

第三部分　安全第一

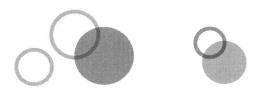

　　"祝你平安，祝你平安，让那快乐围绕在你身边。"一曲《祝你平安》唱出了我们每一个人的心声——平安是福! 平安要从防范开始。从古到今，"安全防范"一直就是一个古老的话题，这个话题对我们退休老警官来说，是再熟悉不过了，因为这是我们一直在努力奋斗的工作。让每一个人都能够平安一生，快乐一生，幸福一生，这就要从"警察"一词说安全防范。中国人民公安大学的王大伟教授在央视《百家讲坛》栏目中曾讲道：警察，应该是"警之于先，察之于后"。所谓"警"就是警惕、警示、警醒，防患于未然；所谓"察"，就是察看、勘察、查处，问题发生后的处理。安全防范的一般概念，大家都了解，即做好准备，应付攻击或者避免受到侵害，从而处于没有危险、不受侵害、不出现事故的安全状态。心存侥幸和麻痹大意，是导致大多数灾难事故发生的根本原因。

　　俗话说："钟不敲不响，人不教不会。"勿临渴而掘井，宜未雨而绸缪。不论危险来自于何方，只要我们多加防范，做到"超前防范"和"临危反应"，就能把天灾和人祸可能造成的伤害及损失降低到最小限度，就能在灾祸发生时获得最大的生存机会。老警官朋友们，居安思危，有备无患。任何时候我们都应当记住：安全感是自己给的。让安全健康新理念根植我们心中，从现在开始，一声提醒，一份温馨，便会换来我们自己或他人的一生平安。

第一章　居家安全

现代居家生活，安全防范至关重要！

虽然我们本身已经掌握一些基本的安全防范知识，但是生活中的安全知识很多很多，许许多多的隐患和危险，时时刻刻潜伏在我们周围，所谓"福兮祸所伏，祸兮福所倚"，就是这个道理。当然，守护平安，更关键在于我们自己和我们的家人的努力，只要我们克服麻痹思想，及时发现并消除隐患，就一定能够减少或避免意外伤害或损失。在这里，我们为老警官朋友提供一些简单、实用、易记的安全建议和忠告，帮助老警官朋友多掌握一些防范常识，做好超前预防，快乐居家、安全出行、幸福生活。

一、居家防盗

乘人不备非法入室，秘密窃取公私财物的案件为入室盗窃案件，属盗窃案件中的一种。此类案件为多发性案件，且骚扰性较大，常常易引发伤害、抢劫杀人、强奸、纵火等恶性案件的发生，是一种危害性较大的常发案件。据调查，已发生的入户盗窃案件中，多数都是因为居民的疏忽，使犯罪分子有了可乘之机。所以，安全防范应当从我们的家门开始。

①防盗门选购三部曲。一看：防盗门门框的钢板厚度要在2毫米以上，门体厚度要在20毫米以上，防盗锁具必须是公安部门检测合格，锁体周围应装有加强钢板。二摸：防盗门的外表应为烤漆或喷漆，手感细腻，

整体重量大、强度高，一般应在40公斤以上。三查：查看是否有公安部门的安全检测合格证书。

②暗插销防盗。除门锁应安装保险锁外，可在门的上下两端各装一个暗插销，睡前将暗插销插上。如果门锁被撬开，还有暗插销挡住，窃贼仍然进不来。

③开空调时房门莫关严。如果房间内开着空调，尽可能不要关严房门，以便可以听到其他房间的动静。有条件的话在其他房间设置报警装置，警铃要设在空调房间。

④制造假象。外出时，并非所有窗帘都拉上，把家封个严严实实才安全。可以选择看不到的客厅或卧室的部位，如过道、厨房不拉窗帘，或把客厅、卧室窗帘拉开一条缝，并用台灯或其他东西挡住视线，使小偷以为家里有人，不敢轻举妄动。

⑤家中不要存放大量现金。暂时不用的钱款应存入银行，存折、信用卡要加密码而且不要与身份证、工作证、户口簿放在一起。股票、债券、金银手饰切忌在抽屉、柜橱等引人注意的地方存放。不要将存单、账号、密码等记在本子上。

⑥贵重物品登记要详细。高档电子用品如手提电脑、摄像机、数码相机等应将明显标志及出厂号码等详细登记备查。一旦发生被盗，此类线索有助公安机关及时破案。

⑦及时更换门锁。钥匙要随身携带，不要乱扔乱放。若丢失钥匙应及时更换门锁。

⑧离家前要将门窗关好，进户门上好保险锁。楼房低层的住户，要尽量安装防护窗或防护栏。如果要外出办事，或到邻居家串门，哪怕时间很短，也要注意锁好房门，关好窗户，防止犯罪分子溜门入室。

⑨邻里之间互相关照。街坊、邻居之间要团结互助，互相关照。尤其是楼房的居民要经常交流感情，熟悉彼此的家庭成员、亲友情况。自己长时间出远门，要托付邻居照看门户，拿回报箱内的报纸、缴费单据等，

防止泄露"家中无人"的信息，发生失窃。

⑩**对歹徒要智取。**对于老警官朋友来说面对歹徒处于弱势，切不可鲁莽行事，要机智灵活，随机应变，在财产与生命相抵触，二者取一的情况下，一定要舍财保命，防止犯罪分子恼羞成怒，对您造成进一步伤害。

二、家庭防火

人上了年纪，防火避难能力相对下降。所以，老警官朋友在平时一定要注意用火安全，冬季取暖要谨慎，不要自己的一时疏忽酿成悲剧。譬如：睡觉前，要检查电器是否断电，厨房的燃气阀门是否关闭，房间的明火是否熄灭。统计显示，每年由于违章用火、用电、用气等人为因素造成的火灾占发生火灾总数的85%以上。为了我们的生命财产安全，老警官朋友就要增强自我防范意识，养成一个良好的安全生活习惯，消除隐患，防止悲剧的发生。

（一）用火安全之良好安全习惯

如果我们每个人都能保持一份警觉性，懂得一些安全知识和规律，掌握一些规避和应急的方法，及时做到"超前反应"，就能把伤害及损失降到最低限度。

①离家前或临睡前要切断电源；关闭燃气阀门；熄灭明火；刚断电的取暖器尚有余热，不可立即装入纸箱。

②冬天使用取暖器取暖时，周围不要放可燃物，更不要用取暖器烘烤衣物或将衣物挂在取暖器上方。

③使用电热毯、电熨斗、空调等取暖设备时，要做到用前检查，用后保养。使用电器最重要的是注意人离电断。

④不乱丢烟头。随手乱扔烟头是很多烟民的不良习惯。不应在夜里或躺在沙发上、床上抽烟。有抽烟习惯的老警官朋友不要乱丢烟头和火柴梗、乱弹烟灰，不要将点燃的烟头随处乱放。不可酒后吸烟，以免烟

头或烟灰掉落在被褥、衣服或沙发上，引发火灾。

⑤千万不能用明火查找煤气泄漏。先打开门窗通风散气后，再去开灯；人不在家或就寝后不留明火，若一定要用明火取暖，则必须采取防范措施。

⑥不要在禁放区及楼道、阳台、柴草垛旁等地燃放烟花爆竹。

⑦夏季，点蚊香须注意不应靠近窗帘、蚊帐、床单和衣物等易燃、可燃物品，以免引燃或烤着这些可燃物。人离开时，一定要将蚊香熄灭。

⑧家中储存的汽油、煤油不要超过5升，且使用规定的容器储存。加油时，应远离明火，不能吸烟，否则极有可能引起燃烧爆炸。

⑨装燃气的钢瓶不得倒放、卧放或摇晃使用，以免液体冲脱减压器发生危险；点火后人最好不要离开，防止火苗意外熄灭，造成漏气；若在夜间闻到煤气、液化气气味时，首先要开窗通风，不要打电话，更不能动用明火（打火机、蜡烛等）。

⑩要定期对抽油烟机及燃气灶的油垢进行清理，在保持干净卫生的同时也可减少火灾事故的发生。

⑪要注意通风换气。屋里生火炉取暖、用燃气热水器洗澡时，不要把门窗关得太严，最好在窗户上留下通风孔。

⑫防止烟道堵塞和漏气，胶管脱落、水溢出浇灭火苗漏气，遇明火或电火花时，很容易造成火灾或爆炸。所以，我们要经常检查液化气罐、天然气开关及管线是否老化、是否有漏气现象，发现问题要及时解决。

⑬火源附近不要放置可燃、易燃物品，周围要有阻燃材料阻挡，以防火星飞出。我们在使用火炉取暖时，一定要远离电气线路，附近不要放置可燃、易燃物，炉体周围最好安装有阻燃材料。

⑭在家做饭、烧水时，切记要有人现场看护，不要疏忽大意，以免锅、壶被烧干引发火灾。

⑮平时，我们采用电器照明的灯具应与可燃物保持一定的安全距离，灯具不得用纸、布等包裹；大功率电器要有专线供电；藏于墙内或天花板

内的电线要有钢管或硬塑料管保护，开关、插座应避免装在木板或其他可燃材料上；一旦电器起火，灭火前应首先切断电源开关，以防触电。

⑯规范装修可防患于未然。提防装修使用材料不当和施工不规范留下火灾隐患。

（二）用火安全之火灾扑救

①油锅起火时，决不能用水扑救，应马上熄掉炉火，迅速用锅盖盖住油锅，窒息灭火；如果油火撒在灶具上或地面上，应使用手提式灭火器扑救，或用湿棉被、湿毛毡等捂盖灭火。

②家用电器着火时，首先要先切断电源，然后再灭火。如电视机、电脑着火时，要先切断电源；可用干粉、1211灭火器灭火。无灭火器时，可用毛毯、棉被灭火，将电视机、电脑盖上，扑灭火焰。无法切断电源时，应用不导电的灭火剂灭火，一定不要用水及泡沫灭火剂。人要站在侧面，防止电视机显像管爆裂伤人。迅速拨打火警电话"119"。

③煤气着火时，可用防火毯、湿棉被等捂压灭火，同时，关闭阀门。

④油类、酒精等起火时，不可用水去扑救，可用沙土或浸湿的棉被迅速覆盖。

（三）用火安全之科学逃生

俗话说："天有不测风云。"一旦火患降临到身边，不要惊慌，只要掌握火场避险的基本知识，定能化险为夷。切记火场中避险的原则：沉着冷静，趋利避害，逃生第一。

1. 正确脱险方法

一旦发生火灾，我们一定要沉着冷静，切勿惊慌失措，相互拥挤，防止阻塞通道，酿成自相踩踏等悲剧。应采取正确有效的方法自救逃生，减少伤亡和损失。

①一旦遭受火灾危胁，千万不要惊慌失措，要冷静地确定自己所处

位置，根据周围的烟、火光、温度等分析判断火势，不要盲目采取行动。逃生时，既要胆大又要细心，特别是我们老年朋友，切不可盲目行事，否则容易出现伤亡。

②平房失火，如果火势不大，应迅速离开火场。反之，则必须另行选择出口脱身（如从窗口跳出），或者采取保护措施（如俯下身体，用湿布捂鼻、用水淋湿衣服、用温湿的棉被包住头部和上身等），然后离开火场。

③楼房失火，发现火情不要盲目打开门窗，以免空气对流，引发大面积火灾。若火势已大，必须立即报火警。一旦楼房失火，不要盲目乱跑、更不要跳楼逃生，这样会造成不应有的伤亡。可以躲到居室里或者阳台上，紧闭门窗，隔断火路，等待救援。有条件的，可以不断向门窗上浇水降温，以延缓火势蔓延。

④因火势太猛，必须从楼房内逃生的，可以从二层处跳下，但要选择不坚硬的地面，同时应从楼上先扔下被褥等增加地面的缓冲，然后再顺窗滑下，要尽量缩小下落高度，做到双脚先落地。

⑤在有完全把握的情况下，可以将绳索（也可用床单等撕开连接起来）一头系在窗框上，然后，顺绳索滑落到地面。对老警官朋友来说，不到万不得已，尽量不要选择这种逃生方法。

⑥逃生时，尽量采取保护措施，如用湿毛巾或口罩保护口、鼻及眼睛，用湿衣物包裹身体。以往案例证明，很多人在火灾中不是被火烧死的，而是被浓烟、毒气等有毒、有害的气体呛死的。逃离火场时，应用湿衣物裹身，身体尽量贴近地面穿过烟区。因为火灾发生后，靠近地面的地方往往还存在未被污染的空气。

⑦如果身上衣物着火，可以迅速脱掉衣物，或者就地滚动，以身体压灭火焰，还可以跳进附近的水池中，将身上的火熄灭，总之要尽量减少身体烧伤面积，减轻烧伤程度。

⑧如果被困楼内，白天在呼救的过程中要拿有明显颜色的物品摇晃，引起消防人员的注意。夜间要用手电或者打火机。遇到浓烟后，用湿

毛巾捂住口鼻,然后顺着地面弯腰或者匍匐前进。

⑨身处险境时,应尽快撤离,不可因留恋财物、怕羞而错过逃生时机。

⑩在无路可逃的情况下,应积极寻找避难处所。如到室外阳台、楼层平顶等待救援;选择火势、烟雾难以蔓延的房间,关好门窗,堵塞间隙,房间如有水源,要立刻将门、窗和各种可燃物浇湿,以阻止或减缓火势和烟雾的蔓延时间。无论白天或夜晚被困者都应大声呼救,不断发出各种呼救信号,以引起救援人员的注意,帮助自己脱离困境。

2. 高层遇火灾自救常识

当前,我们许多老警官朋友都居住在高层住宅楼,一旦发生火灾,掌握逃生自救方法相当重要。一般的住宅楼每隔15层都设有逃生避难层。平时,我们要自觉掌握一些高层逃生自救常识,并会利用消防设备进行自救。

①贴地爬行。高楼着火时,首先要注意防止烟雾中毒,防止窒息,应该用湿毛巾、口罩蒙住口鼻。当烟雾浓烈时,应该尽量贴近地面爬行撤离,争取逃到避难层。

②离开房间。先用手背接触房间门,看看是否发热,如果门已经发热,就不要打开,否则烟和火就会冲进房间;如果门不热,火势可能不大,离开房间后,一定要记得关门。

③逃生不可使用电梯,应通过防火通道走楼梯脱险。因为失火后电梯竖井往往成为烟火的通道,而且电梯随时可能发生故障。即使楼梯被火焰和烟雾封住,也要用湿棉被等物品作掩护迅速冲出去。

④尽量暴露。当被困人员暂时无法逃离时,应该尽量待在窗口、阳台等易于被人发现的地方。

⑤扑灭火苗。身上一旦着火,而手边又没有水或者灭火器时,千万不要跑或者用手拍打,必须立即脱掉衣服,或者就地打滚压灭火苗。

⑥靠墙躲避。应努力滚向墙边或者门口,以便消防人员及时营救。

⑦躲进卫生间。退到卫生间内做短暂避难。进入卫生间后,应将门窗关紧,缝隙堵严,拧开水龙头放水。浴缸中应不断放水,便于取水泼洒门窗降温。火势蔓延到卫生间时,人还可以躺在浴缸中躲避。

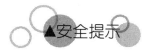

▲安全提示

千万不要乘普通电梯逃生因为高层建筑的供电系统在火灾发生时,随时有可能断电,乘普通电梯就会被关在里面,直接威胁生命安全。据消防专家介绍,对于50米以上的高层住宅和公用建筑的消防安全,应主要以预防和自救为主。

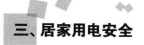

三、居家用电安全

(一)安全用电之常用电器防火注意事项

①选用合格电器;②一座一用,专线专用;③经常检查;④不超负荷使用;⑤培养正确使用家电的习惯。

(二)安全用电的正确使用习惯

①冬季取暖使用的电热毯、电取暖器等设备一定要选用正规厂家的合格产品,不能贪图便宜;注意防潮,严禁折叠使用。特别是我们老警官朋友在使用时,应经常检查它的温度和湿度;在使用过程中要注意避免电器线路老化、绝缘不良或线路超负荷等现象。

②睡觉时,务必要关闭电热毯电源;使用时间不宜过长,否则容易漏电。

③要经常检查电热器具的温控、时控装置或温度指示器等是否正常运转,避免温度过高造成隐患。

④检查大功率电热器具使用的安全范围,确保不使用横截面过小的导线或容量过小的开关、插头,以免发热或打火。

⑤不要乱拉、乱接电线;不要私自或请无资质的装修队及人员铺设

电线和接装用电设备；安装、修理电器要找有资质的单位和人员。

⑥家用电器发热部位一定不能靠近可燃、易燃物品；不要将未冷却的电热器靠近可燃物。

⑦充电器不能在家中无人时进行充电。

⑧家电如出现冒烟，散发出烤焦的气味等现象时应该立即关机停止使用并切断电源。

⑨长时间待机应该关闭电源，不能仅用遥控关机。

⑩电熨斗通电后人不能离开，要养成"人离开、拔插头；暂不用、熨斗竖"的习惯。

⑪严禁把可燃物放在电热器具上；严禁用电热器直接烘烤衣物，要防止电热器绝缘层长期受热、老化引起的短路。

⑫居家铺设暗线，须加绝缘套管，不要用单根软线或电线。对规定使用接地线的电器，如洗衣机、空调、电冰箱等家用电器要采用三孔插座。并安装地线，配电箱要安装漏电保护器，一定不要随意将三眼插头改为两眼插头。

⑬不要购买假冒伪劣电器、电线、线槽、开关、插头、插座等。要选用与电线负荷相适应的熔断丝，不要任意加粗熔断丝，严禁用铜丝、铁丝、铝丝代替熔断丝；电线破损、电线接头修补必须用绝缘胶布，不要用普通胶布。

⑭不用湿手、湿布擦拭带电的灯头、开关和插座等，不用铁钉、图钉固定电线。

⑮晒衣架要与电力线保持安全距离，不要将晒衣竿搁在电线上。

⑯要将电视机室外天线安装得牢固，不要高出附近的避雷针或靠近高压线。

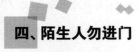

四、陌生人勿进门

一般来说，到家里来访者大多是认识的人。当一个人独自在家时，如果出现陌生人来访，就应该提高警惕。我们老警官朋友退休后，在家时间居多，应当尽量熟悉邻居的家庭成员、常来常往的亲戚。这样一旦遇到有可疑人或陌生人观望、敲门等情况，可提前做好有效防范。在必要时，可拨打"110"报警。

①首先是一定要关好防盗门窗，防止有劫匪破门、破窗入室进行抢劫。

②遇有人敲门时，应先从猫眼向外观察，见到陌生人不要急于开门，可隔着防盗门问明其身份及来访目的。

③如果来者是陌生人，那么无论他是谁，无论他的来访目的是什么，都不要开门。当前，有的歹徒为了入室抢劫，往往会冒充修理工、送礼人、推销人员或是家庭其他成员的同事、朋友，有的还冒充上门化缘的和尚以及某公司的问卷调查员等，因此务必要提高警惕。

④如果家里突然断电，不要贸然开门查看，有猫眼的多观察一会儿门外动静，没猫眼的也隔着门静听一段时间，没有异常响动再开门。

⑤当有人打电话问您家中是否有其他人时，可回答"要不让我儿子来听电话"等。对上门维修、送货、送礼等身份不能肯定的人员，要查明其身份，尽量等子女回家后再接待。

⑥雇用保姆要找较可靠的人，要查验其身份证，并到派出所审报暂住户口。要对保姆进行安全教育，主人不在家时不允许让陌生人入室。保姆离开时钥匙要及时收回，最好更换新锁。

⑦有的窃贼以找人为名，敲门试探是否有人；有的身着军装或警服冒充军警人员敲门试探；有的冒充暖气、煤气、自来水的修理工及房管人员以察看房屋为借口敲门试探；还有的男女合伙提着水果、点心等装作串门进行敲门试探。若有人时当做找错了门，室内没人开门时即一人放哨，一人动手作案。

⑧看到可疑人时不要轻易放过。惯偷作案时，若被事主回家撞到，就装喝醉酒进错门；在旅馆里就会说进错屋了，也有装作保安人员的，指

责事主不关门等，从容不迫巧脱身。所以您回家撞到不认识的可疑人，不要轻易相信，要大声斥责并呼叫附近群众、邻居将其扣住，必要时可拨打110报警。

⑨有一些不法人员在上门清洗油烟机时，会趁事主不注意弄坏零件。随后让同伙冒充厂家工作人员，将价值三四百元的劣质抽油烟机以高价卖给事主。更有甚者，见只有老人在家时即动手抢劫。

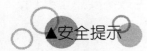

▲安全提示

清洗、维修油烟机或燃气灶等家用电器时，一定要找厂家售后服务部门或正规维修机构，不要轻易相信陌生人，避免上当受骗。如果发现可疑人员，一定要及时报警。同时要牢记一条，在没有弄清对方身份的情况下，千万不要让对方进门。

⑩自己在家时不要让陌生人进门，尤其是别让多个陌生人同时进入屋内，遇到可疑情况应及时报警，谨防犯罪分子以租房等名义分散注意力，进入屋内乘机实施盗抢。

⑪还有一些不法之徒冒充残联或劳动局等部门的干部，以上门服务为由流窜作案，对老年朋友进行诈骗，并伺机进行盗窃。去年8月31日，4个操威海口音的青年男子，开着一辆黑色高档轿车来到退休老干部杨某家中。他们自称是劳动局的干部，上门换发退休证。73岁的杨某见是干部主动上门服务，连忙拿出皮包翻找证件，包中1500元现金被这伙人发现。其中一男子借口请杨某出去叫司机进屋为由将其支走，趁机盗走现金逃离现场。

要记住一句西方的谚语：自己的家"风能进，雨能进，国王不能进"，莫将陌生人领进家门！如果有陌生人主动提供服务，不能被其表面头衔所迷惑，一定要先对其身份进行仔细鉴别。现在社会上骗子行骗的招数

老有所医

在不断更新，因此我们应树立牢固的防范意识和安全意识，不要轻易让陌生人进门。遇到陌生人不肯离去，坚持要进入室内情况，可以声称要打电话报警，或者到阳台、窗口高声呼喊，向邻居或行人求援，以震慑迫使其离去。

第二章　出行安全

　　时刻拥有警惕的眼睛，周围的安全隐患才会消弭于无形之中。

　　老警官朋友，无论是居家，还是出行，只要我们自己多一点警惕性，出行游玩时，不到危险地段，不从事危险性活动，要注意景点的安全提示，如遇突发事件，一定要沉着冷静，设法求助，这样，许多危险和隐患都会瓦解于无形。

一、出行准备不可省

　　近年来，外出旅游的老年朋友日益增多，"夕阳红"之旅逐渐成为一道引人注目的风景。这其中也包括我们许多老警官们，到处游山玩水，体味人生。旅游，不仅能使人在美好的大自然中开阔心胸，陶冶情操，而且能使人增长知识，强身健体。对于我们老年朋友来说，退休后终日窝在家里，生活单调乏味，旅游，无疑就是一种亲近自然的休闲方式。尤其是我们老警官们退休后有了较多的闲暇时间，可以参加力能所及的旅游，但由于体力和身体状况方面明显不如年轻时候，一些必要的出行准备工作一定要做好。

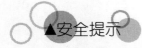
▲安全提示

　　由于老警官朋友年龄偏大、精力和体力有限，在出游前必须选择恰当的时间、地点、行程和交通，以免发生不必要的伤害。旅行中，要格外做好自我保健，千万不要沉醉于美好景色而忽略了自己的身体健康。

针对老年朋友旅游诸多安全事项，"旅游安全锦囊"为我们老警官朋友安全出游享受多彩生活铺平了安全道路。

（一）出行准备，力求全面

1. 选择信誉好的旅行社

选择信誉好的品牌旅行社，是老年人安全出行的最好保障。现在很多旅行社都推出了"夕阳红""长者行"等老年旅行团，根据老年人的身体情况设计线路、安排行程，可谓体贴入微，也有利于老警官朋友互相交流。需要注意的是，选择旅行团时一定要重视质量，一些不良旅行社利用老年朋友重视表面价格、忽视旅游品牌的特点，推出"零团费"之类的线路，实际上却以增加购物点、进庙烧香等不法手段骗取钱财。在旅行社报名时一定要看清线路行程，即使参加一日游，也要索取正式发票和旅游合同。

2. 详细考察出游线路行程

据了解，每年旅行社在重阳节前后都会推出大量根据老年人实际状况定做的"老年团"旅游线路，适合50岁以上的老警官朋友参加。如果您要选择参加一般的旅行团，则要更仔细地考察时间、地点、行程、交通四大要素，行程安排要以舒缓、安全为原则，人数不宜太多。最好选用经验丰富、受过专门医护训练的导游带队，另外，我们老警官朋友长途旅行最好坐火车卧铺或飞机，日程安排宜松不宜紧，活动量不宜过大；游览时，行步宜缓，量力而行，以免劳累过度；若出现头昏、气喘或心律异常，应马上就地休息或就医。

3. 考量旅游点的舒适度

我们出游的目的地除了选择感兴趣、没去过的地方外，还要考虑旅游目的地的气候、地理条件、舒适度等要素。比如城市游比乡村游、山地游的条件更好，更适合老年人参加。如果是到西藏、青海等高海拔地区旅游，老警官朋友就要量力而行。另外，可以结合我们的年龄和身体状况来制定目的地。比如50~70岁之间、身体状况较好的老警官，出游选择就比较多，可以参加一般观光团，也可以适当参加一些登山、戏水的线路，不过要注意登山的难度不要太大。

4. 合理选择出行时间

由于我们老警官朋友的时间比较多，因此出游的时间可以有许多选择。一般来说，我们出游会避开旅游旺季和黄金周等高峰期，一来可以避免高密度的人流；二来淡季出游价格相对优惠。据业内人士介绍，4~6月以及10~12月期间是老年人出游的黄金时间。这时候无论南方还是北方，天气都不会太炎热，也不会太寒冷。在这样舒适的天气下出游，不容易生病，而且在这些时间段，老年朋友的季节病也不容易发作。

5. 了解天气有备出行

无常多变的天气容易引起感冒等呼吸道传染病。所以，老警官朋友在出游前要多了解目的地天气情况，准备合适的衣服、雨具和药品，以防不测。春季出游，乍暖还寒，风大多雨，气候多变，出发之前，可先通过电视气象预报节目了解旅游目的地的气候情况。秋季早晚温差大，老年人机体免疫与抗病能力下降，应随气候变化增减衣服，防止受凉感冒。切忌迎风而立，避免受凉。睡前要用热水洗脚，睡时将小腿和脚稍垫高，以促进足部的血液循环，以防下肢水肿。老警官朋友应穿柔软舒适的布鞋或运动鞋。不宜穿新鞋，防止挤脚打泡。

6. 出发前应检查身体

出游前，必须对自己的身体情况有清晰了解，患有高血压、冠心病等慢性疾病的老警官朋友，最好不要出游。如果一定要远游，在出游前应当做一个较全面的身体健康检查，或者咨询有关医生，以根据当时的身体状况来决定是否适合出游。不要对旅行社隐瞒病史。出游时，应带齐常用药物,记得按时服药,并事先告知领队和团友,以防不测。

7. 结伴而行,彼此照应

我们老警官朋友随团出游,最好带上自己的老伴。老夫老妻,并肩远行,既可增进感情,又能互相关照。或者与原单位的老同事,或老朋友结伴而行,彼此互相照顾,旅途中自然其乐融融。最好不要一两个老人单独旅游,如果发生意外不利于互救,也不太安全。

8. 购买保险以防万一

旅游保险分强制投保的"旅行社责任险"及游客自愿购买的"意外伤害险"。对于老年团队来说,最重要的就是购买旅游意外险。要注意了解清楚保险公司的相关要求,不同保险公司有不同的年龄限制,超过一定年龄的老人,保险公司会不接受投保。目前,保险公司所提供的团队旅游人身意外险没有年龄规定,但是保障内容不包括医疗保障。不少保险公司都会对投保年龄进行规定,不同保险公司的规定不同,如太平洋保险的旅游意外伤害险仅限于75周岁以下的个人。

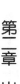

(二)旅途安全,处处留心

1. 注意均衡膳食,增强自身免疫力

旅途中,饮食宜清淡,少吃方便面,多吃蔬菜水果,防止便秘。切忌食用不卫生、不合格的食品和饮料(包括泉水和河水)。尽量在住地餐厅用餐。天气炎热时,千万不能喝冰冻的饮料,防止急性肠胃炎。同时,要适当增加营养。对各地的美味佳肴、风味小吃等应以品尝为主,一次不宜吃得过多,更不能暴饮暴食,以免引起消化不良等疾病。

勤洗手,防止肠道传染病。打喷嚏、咳嗽后要洗手,洗后用清洁的毛巾或纸巾擦干净。入住宾馆、旅店时,尽量使用自己携带的洗漱用具。

2. 多留心眼,保管好财物

旅行拍照时,贵重物品要随身携带,不要将包随便放。俗话说"有钱难买回头看",退房时一定要仔细察看,有没有东西放在卫生间、抽屉里、枕头底下。不要随便将行李交给他人保管。有心脑血管病史的老警官朋友要特别注意：心脑血管疾病极易复发，且每次复发都有加重的可能。因此，有相关病史的老警官朋友出门时，最好不要带太多的现金，以防发病在被送入医院的过程中遇到"顺手牵羊"的人。

3. 小心购物陷阱

我们老警官朋友要特别留意旅行中可能出现的购物陷阱，在旅游购物点购买土产、药材等时，要小心假冒伪劣产品以及价格陷阱。一旦发现问题，应该及时向旅行社反映，并向当地旅游主管部门投诉。

二、重要物品妥当准备

我们老警官朋友外出旅游宜简不宜繁，但必备物品一定要带齐，以备不时之需。出行之前请注意以下几点。

①常备药物和仪器。由于职业的特殊性，长期压力过大，导致我们许多老警官朋友患有一些慢性疾病，这就需要带足日常服用的药品，保障生命安全。同时，还要准备好一些常备药物：如防治感冒、腹泻、头痛、晕车、蚊虫叮咬等必备药，晕车（船）药以及治疗外伤的喷雾剂等；患有糖尿病的老警官朋友外出最好带几个糖果，在感觉饥饿乏力的时候马上吃一个（出门在外，有时不能及时就餐），可以防止低血糖造成的昏迷。患慢性病的老警官朋友最好将自己的病历带上，病历上记载着我们平时的治疗用药情况。有高血压的老警官朋友出门，要带上可以随时测量血压的血压测量仪。如有心脏病、哮喘病的老警官朋友还应准备急救药。最好，在自己身上要有一张记有自己身体状况和亲人联系方式的卡片，以便意外时及时提供帮助。

②通信工具。莫忘携带通信工具（如：手机或具有一键求救功能的"SOS"老年呼救器），与家里人保持联系。万一身边的人或者自己遇到麻烦，可以及时寻求帮助。另外，要随身携带家人的联系电话和地址，以备急用。

③**携带手杖。**别忘带根手杖、遮阳帽或遮阳伞，手杖是我们老警官朋友的"第三条腿"，高龄老警官朋友外出旅游时宜带手杖。

④**备齐衣物。**乍暖还寒时候，气候多变，温差加剧，容易引起流感等呼吸道传染病，因此，我们要注意防寒保暖，备齐衣物、雨具等用品，以防不测。

⑤**要"戴"口罩。**不是什么时候都"戴"，一般情况下不需要戴。如果自己出现一些异常症状要戴或旅伴中有出现异常症状时要戴口罩。

⑥**小型指南针。**指南针可以让您在荒野山林中有明确的方向，解除了您害怕迷失而不敢在稍远的、却又是景色宜人的地方多逗留的无奈。

⑦**随身携带证件。**我们老警官朋友最好携带身份证、退（离）休证和老年证，因为大多数景点对持离休证的老人免门票、部分景点对70岁以上的老人免门票。这样可以为我们节省部分开支。此外，老年朋友到使馆签证也能得到特殊照顾，像申请美国签证时，满80岁的老年朋友可以通过中信银行的免面谈代传递服务向使馆签证处递交非移民签证申请，无须亲自前往排队面签。还有一些航空公司会针对老年朋友推出特别的优惠票价，各个航空公司的优惠方式和程度不同，不妨细心留意。另外，老年证上填写了我们的个人信息并贴有我们的身份证复印件，一旦我们在外面发生意外，他人可以根据老年证上的信息确定我们的身份并找到我们的家人。

⑧**自驾游必要的安全检查。**携带驾驶证、行驶证、公路安全行车指南和公路交通地图，了解沿途路况信息和天气情况。对车辆转向、制动、轮胎、灯光等安全设施进行检查，不要驾驶有安全隐患的车辆。

⑨**出游安全药箱。**药也是您旅游必备用品之一。尤其是患有慢性病的老警官朋友，除了带日常服用的药物外，还须准备一些特殊的急救用药。人在旅途，一旦因水土不服引发小病小痛，这些药品即可起到应急作用。

三、保持通信畅通

随着我国社会老龄化趋势的加强，空巢老人日渐增多。那些患有老年慢性疾病的老警官朋友，要时刻保持通信畅通，随时随地地及时诊断、救治，可为70%以上的心血管病人带来治疗和生存的希望，以减少发病率及死亡率。有些老警官朋友记性差，有时独自外出容易迷路，即使打电话向他人求助，也可能讲不清楚自己住在什么地方。当我们迷路时，只要保持通信畅通，手机可以随时远程定位。子女们将我们的手机号码设为捆绑副卡，可通过登录亲情通网站，或发送短信指令，就可以查询到我们所在的位置，以及该方位周边的信息等，以便第一时间找到我们，使我们出门多了一份安全感。为防止有些患有慢性疾病的老警官朋友突然发病无法联系家人，这些朋友独自出行时可以把家人的电话号码写在卡片上或手背上，一旦自己发生意外，好心人会很容易看见号码联系到我们的家人。在无人相伴情况下，老警官朋友最好配备呼叫救援设备，如手机和对讲机等通信设备。尤其是一些专门针对老年驴友的设备，比如具有一键求救功能的"SOS"老年呼救器。在我们面对紧急情况时，可以向预设号码发送求救短信和拨打电话。且具有定位功能，时刻将我们所处的位置发送给预设号码，让家人更快知道我们的信息。

预防走失措施：

①让家人给自己制作一张身份信息卡。上面写清楚自己的姓名、家庭住址及联系电话，放在我们的衣袋内或是戴在脖子上；也可将标有身份信息的布片缝在我们的外套上，方便向他人或警方求助。

②有条件的可以为老人购买带有GPS功能的手机、手镯、鞋子等随身物品。

③我们外出时，尽量由家人或保姆陪同，避免离开家人的视线范围。

④平时，经常背诵易记的电话号码，不要前往人多或交通复杂的场

老有所医

所,与家人失散时应在原地等待,不要乱走。

四、注意扒手

俗话说:"害人之心不可有,防人之心不可无。"在街面上、公交车上、公园等公共场所,由于人员比较密集,流动性大,这就给扒窃分子提供了一个良好的犯罪温床。我们老警官朋友在出行时,就要多加提防,避免不必要的经济损失。

(一)防范扒手之识别有道

1. 看神色

扒手寻找行窃目标时,两眼会总注视顾客的衣兜、皮包、背包,待选准目标后,一般要环顾一下四周,若无人注意便会迅速下手,此时因其精神比较紧张,往往有两眼发直、发呆、脸色骤变等神色。

2. 观举止

扒手选择目标时,往往会在人群中不断挤动,选定目标后即紧紧尾随,乘人拥挤或车体晃动的机会,用胳膊和手背试探"目标"的衣兜,伺机下手。

3. 听语言

扒手之间为了方便联络,常常使用黑话、暗语进行交流。自从有了盗贼这一行业,小偷们便拥有了自己的交流语言,便于他们在街面上、网络中交流信息,以达到自我保护的目的。为了方便与同伙的联络,他们通常把掏包称为"背壳子""找光阴";小偷们之间互称"匠人""钳工";把上衣兜称之为"天窗";裤兜称为"地道";把妇女的裤兜称为"二夹皮"等。

4. 看动作

扒手在动手作案时,一般借车运行时的晃动或乘客拥挤的机会,紧贴被窃对象的身子,利用他人或同伙作掩护,或用自己的提包、衣服、书报等遮住被窃对象的视线,进行作案。

（二）防范扒手之常见扒窃"招术"

退休了，我们还是一个警察，必要的反扒意识当然是必不可少，但是"道高一尺，魔高一丈"，扒手真的是很狡猾，很可恶，对我们退休老警官朋友来说，身体不再年轻，只有多掌握一些防范手段，才会让晚年生活更安全。

1. "拥挤作案"

这是扒手惯用的手法。公交车一靠站，扒手挤在人群中，拼命往前挤，眼睛却四处张望，手到处摸。但等乘客都上车了，他们嘴里会嘟囔一句："搭错车"掉头下车。还有的在医院收款处、商场收银台前、车站售票口排队购票时，前拥后挤，趁混乱作案。在冬季，超市商场为了防寒的需要，都安装了宽厚的挡风门帘，在人们掀门帘的瞬间小偷乘虚而入，实施扒窃。

2. "博取同情"

有的小偷利用小孩做"掩护"，分散受害者注意力，伺机作案。一旦得手，就将赃款、赃物塞进小孩衣服里。如果被人发现，他们就会使劲拧小孩的屁股，利用小孩的哭声掩护撤退。

3. "声东击西"

小偷们最常用的手法就是转移你的注意力，比如假装低头捡东西扯扯你的裤脚，趁你弯腰的时候，他就乘机把你裤兜里的钱包偷走；上公共汽车时，前面有个人不停地向司机问东问西，阻挡着你往车厢里面走，后面的人把你挤在中间，拥挤之际你的钱财就可能不翼而飞。

4. "囊中取物"

在夏季，人们衣着单薄，钱款多放在裤兜里，不法之徒便紧跟目标之后，寻机用镊子将"货"取出。有的小偷用刀片趁机将受害人的钱包夹出或割坏其提（背）包。用刀片割包、割衣兜，是窃贼最常用的一种偷窃方式。窃贼把小刀片藏在手指缝隙中，割盗受害人提包衣服窃取财物。

5. "海底捞月"

一些扒手穿着西装或夹克衫，手揣在衣袋时，但其衣袋却是穿底的，手可以从底下伸出来进行扒窃。

6. "道貌岸然"

西装革履，浑身名牌，拿着公事包，一副白领打扮，以此迷惑事主。这些扒手作案往往较讲"功夫"，一般看准了目标再下手。

7. "贴身紧逼"

一些扒手喜欢先选择目标，这类扒手跟事主上车后，紧跟左右，眼睛盯着衣袋、裤袋和提包，一旦事主放松警惕，便伺机扒窃。有些扒手坐在乘客座位后面，从椅背的空隙伸手过去，掏乘客裤袋的钱包，或干脆用刀片割开裤袋窃走钱包。

8. "贼喊捉贼"

有时候，贼在上车后会"贼喊捉贼"，貌似"好心"提醒大家："注意小偷啊，看好自己的财物！"这时，人的第一反应会是去摸自己身上最值钱的东西是不是安然无恙，车上的其他小偷则会观察你的"藏钱之处"，伺机下手。

9. "偷不到就抢"

这是外地盲流惯用伎俩，他们常常是五六个人挤上车，在车上围着目标，乘目标不注意扒窃，如果扒不到或被目标发现，便依靠人多势众，逼目标就范。

10. "浑水摸鱼"

嫌疑人在医院扮作患者，出入病房以闲聊、借火、倒水等为由到处乱窜，伺机窃取钱财。

11. "制造事端"

通常是两人配合作案。嫌疑人故意制造拥挤、伪装吵架、打牌赌博或佯装问路等方法来转移事主的注意力，制造机会，趁机行窃。

12. "障眼法"

扒手往往想尽方法进行掩护，有些扒手一只手抓着车顶吊环，手臂弯曲起来挡住我们的视线，另一只手悄悄扒窃。此外，用报纸、雨伞、旅行袋和塑料袋挡住我们的视线。有些扒手与我们背靠背，将手伸到后面扒我们装在后裤袋的钱包，或拉开我们提包的拉链掏走财物。这些都是"障眼法"。

（三）防范扒手之安全建议

①搭乘公交车，上下车时保持秩序，使扒手无机可乘；若车内拥挤，要注意身边不停挤靠或者跟着自己挪动的人。

②在公共场所，注意把贵重财物贴身放置，不要露富，如果你的股票和债券可以随时兑换现金，建议你不要将它们放在身边。

③掌握一些"扒手"的活动迹象。在公共汽车或地铁上，上车后尽量往车里头走，不要挤在车门口，注意故意碰撞你及周围两三个紧贴你的人。一般情况下，"扒手"携带行李简单，眼神停留在旅客的衣袋和背包上，在人群中故意拥挤或者用身体阻挡旅客。

④候车（飞机）时应注意不要在携带贵重物品时打盹睡觉，以免给不法分子可乘之机。

⑤不要将贵重物品交给陌生人看管；不要将所带物品放在远离自己的地方。

⑥不要在交谈中随便给别人留下地址，防止不法分子盗取个人资料后向其家人行骗。

⑦携带大量现金的人员是贼人最喜欢下手的目标，出门时带些必备的零钱防身就好，可使用信用卡，应尽可能避免随身携带大数目现金。如果必须有大宗现金的经济来往，可以找人陪同。

⑧尽量不要在公共场所翻找钱款，以免引起扒手的注意。将钱包放在包里不易取出的位置，如放在零碎物品下面，或者有拉链的夹层，要知道，如果你方便取，贼人也一样。

⑨如果您的信用卡被盗，要立即向银行申请挂失。平时，还应将信

用卡的号码抄在你随时找得到的本子上，因为你迟一步挂失，窃贼就可以冒用你的签名刷卡购物或提现，给你造成进一步的经济损失。

⑩坐大巴时，手提电脑包尽量不要放在上方的行李架上，最好贴身放置。窃贼最常用的行窃手法就是掉包。

⑪在快餐厅、酒楼吃饭时，你的包不要放在脚下或身旁、对面椅子上，衣物不要随意搭挂。

⑫即使在坐轿车时，也要把包放在车外的人看不到的地方，以免在交通拥挤堵车时，窃贼从你开着的车窗或未锁好车门的车内将包拿走。

⑬老年朋友尽量不要和陌生人说话，遇到陌生人问路，感觉异常时应马上走人，特别是在偏僻的地方不要理睬。一定不能应其要求带其前往。一旦发现有陌生人尾随或是不停纠缠，应迅速走向人多的地方，或是寻求街头巡逻民警的帮助。

⑭不要一个人去爬山或者到一些不安全的地方，比如人迹罕至的公园或河边，一是在这些地方容易被打劫；二是万一自己身体健康状况出现意外，得不到及时救助。

⑮不要轻易相信任何人，不要企图占便宜，某些诱惑的后面往往隐藏着更为可怕的骗局。路边的围观尽量不要参与，那些人里面可能大都是托儿。路上不要捡拾遗失物，那很有可能是一个骗局。

五、陌生人"忽悠"勿听信

近年来，社会上骗子们的骗术，由于法制日益健全和人民群众法制意识不断增强，其诈骗手段在年轻人中很难得手。因为，老年朋友大多心地善良，喜欢助人为乐，于是，这些不法之徒便把行骗的目标对准了老年群体，而且其行骗的手段不断翻新，实施虚假宣传欺骗老年朋友。有的在手绢或问路纸条上洒上麻醉物品，伺机抢夺财物；有的以问路为幌子通过闲聊，套出家庭地址后，盗走被害人的钥匙到其住宅大肆行窃，让不少老年朋友遭受到物质和精神上的双重损失。所以，遇陌生人问路，特别是在偏僻的地方不要和对方靠得太近。希望我们的老警官朋友能够引起警惕，与陌生人交往要善于识别真假，明辨是非，不要听其"忽悠"，以防止不法分子坑蒙拐骗。

（一）陌生人"忽悠"之"双簧"骗术

有这样一句谚语：黄金不会腐烂，骗子不会脸红。不法分子在行骗前一般都有周密细致的预谋，花言巧语，极力迎合受害人的心理，在骗取老年人的信任后，再诈骗他们的财物。由于一些老年朋友的生活环境相对封闭，防范意识相对薄弱，不少人还掌握着家庭财权，有在短时间筹集大量现金的能力，一旦有高额利润引诱，极易上当。据调查显示，犯罪分子作案目标大多是60岁以上的老年朋友，经常采取演"双簧"的方式，实施诈骗。

1. 消灾解难

犯罪分子以消灾为由向老年朋友打听"高人"，接着，便会以各种借口让老年朋友同他们一起去找寻所谓的"高人"，然后，以事主"脸色不好"、"近期家里人可能有灾难"等话套老年朋友，称可帮老年朋友"驱邪消灾"等欺骗手段，诈骗老年朋友钱物。

2. 高利润兑换

犯罪分子谎称要急于将欧元、加币等外币兑换人民币救人，博取老年朋友的同情，再以到银行兑换汇率过低，与老年朋友平分兑换差价的高利润打动老年朋友与其兑换，然后将老年朋友带到附近银行旁边，假称认识银行的工作人员，然后致电联系假扮银行工作人员的同伙出来进一步取得老年朋友的信任，在老年朋友取出财物后，再以掉包等形式实施诈骗。

3. 求名医

犯罪分子通过同伙联手"演出"，称通过观察老年朋友的面相察觉到其家人近期出现不同寻常的症状，自称认识"名医"可以医治，建议老年朋友拿出财物"作法"后再带其去找"名医"治疗，伺机将老年朋友的财物掉包骗走。

4. 免费体检

由于一些老年朋友缺乏保健知识，一些不法分子就紧紧抓住老年朋友这种心理，打着"健康讲座咨询、免费品尝体检"的幌子，以"专家"授课、咨询、赠送各种药品、保健食品以及提供医疗、保健器械免费让你品尝和体验的方式来行骗，忽悠老年朋友"身体有病"要及早治疗，诱导老年朋友购"神奇"药品或理疗器械，使老年朋友掉进他们精心设计的"温柔陷阱"。

5. 亲情为饵

犯罪分子常以老年朋友的子女、亲友发生车祸、欠债等意外事件为由，要求当事人转账救急。一些老年朋友常常在情急之下，按照骗子的要求行事，以致上当受骗。

6. 高额回报

主要针对发财心切的老年朋友。骗子描绘只要参加他们集资、参股等投资理财活动，或者购买奇特的宝物、古董，就能获得高额的回报。骗子在开始的时候，往往会放长线钓大鱼，给老年朋友一定的甜头，当敛财达到一定数量的时候，随即销声匿迹。

7. "权威"招牌

涉及健康、发财等多种骗局，而担任忽悠职能的人常常是披上权威的外衣。例如，养生专家、海归博士、古董收藏鉴定师、荐股分析师等，反正什么来头有效，就顺手拈来当做招牌。

8. 恐吓圈钱

常见于利用电信手段威吓当事人，他们常常冒充公安、银行、电信公司等，一个电话，一条短信，甚至网上聊天工具，告诉当事人亲属遭绑架、银行卡密码泄露被盗用等，致使老年朋友上当受骗。

（二）陌生人"忽悠"之安全忠告

现在有些骗子常常主动与我们老年朋友打招呼、套近乎，表现得很热情。这时，我们就应提高警惕，不要轻易相信对方的承诺，不要透露家庭状况。遇到陌生人的邀请一定要学会拒绝，不要贸然单独赴约，出行最好有亲友相伴。总而言之，我们老警官朋友千万不要和"陌生人"过于亲热，以免上当受骗。

①我们老警官朋友上街或外出散步，尽量不要带贵重物品和首饰。上街或外出散步，如突然有人自称是您或家人的熟人，主动与您握手、拥抱时，您应留意您的金银首饰或财物，以防被窃走。

②在自己家或在路上，遇有和尚、尼姑、道士等打扮的陌生人敲门或打招呼，并极力向您讨好求救时，您千万不可轻信或带其进家门，这可能是陷阱的第一步，接下来便可能使用花言巧语引诱您，"忽悠"您，最终诈取您的钱财。

③切记"贪小便宜吃大亏"的古训，不要轻易听信别人的忽悠，谨防上当受骗，不给骗子以可乘之机。若有残疾人到您家或店铺兜售物品、求助时，您一定要谨慎，严防被假象迷惑而被侵财。

④平时自己的身份证、户口簿、房产证或其他证照应妥善保管，千万不可转借他人，否则将可能会有意想不到的麻烦或损失。

⑤当陌生人向您兜售金银财宝或文物、古董时，一定要谨慎，谨防被假象迷惑而被侵财，花巨款买一文不值的破铜烂铁。

⑥无意中突然发现地上有贵重财物，同时又有人要与您平分时，您一定要头脑清醒，也许这正是骗子设的圈套。

⑦当您带有钱财准备购物、看病时，不要与陌生人搭腔，也许他将以有生意要合作，以高额回报为诱饵把您骗至人烟稀少的地方，然后再与同伙配合，实施抢、骗或偷盗您的钱财。

⑧从银行或邮局支取现金时，一定要谨慎，防止有人窥视您。如有人提示您钱掉地下了，您一定要警惕，防止卡被人掉包；取钱后，若有陌生

老有所医

人主动跟您搭话,应及时脱身或报警求助。

⑨当有陌生人向您兜售假币、残币、错版币、外币时,千万不可轻信,其巧妙的手段会让您因发财心切而上当受骗。

⑩有病要到正规医院治疗,一定不要"病急乱投医",以免造成不必要的经济损失。

⑪不要相信骗子那些"不要告诉任何人"的鬼话,自己拿不定主意时,与老伴或找子女、或找信得过的邻居和朋友,征求他们的意见,商量对策。

⑫对陌生人一定要保持警惕,要有充分的防范意识。第一,当陌生人向你打招呼时,不认识千万不要强装认识;第二,不论对方多么气派非凡,都不能有"高攀"的想法,以为碰到了如今已摇身暴富的"老朋友";第三,千万不能进入他们的车子,否则后果不堪设想。

⑬一定要谨慎对待那些健康讲座、熟人推销、免费体验等活动,这些极可能就是保健品推销陷阱,要及时拨打12315投诉举报电话。

犯罪分子的诈骗手段可谓是五花八门,层出不穷。但万变不离其宗,犯罪分子盯住的只是你口袋里的钱财。

（三）投资安全之"非法集资"诈骗

近年来,非法集资等涉众型经济犯罪活动虽然花样翻新,以动植物为项目的投资邀请,有些以团购福利彩票及投资老年公寓等为幌子,以购买股积分、承诺付息的方法,向被害人募集资金。但是"万变不离其宗",以"空壳公司"装点门面,比较典型的以投资养老、理财等为幌子,几乎都具有以高额回报为诱饵募集资金的主要形式,然后抽资出逃。

1. 网络传销诈骗

与传统传销不同,网络传销整个过程均以网络为依托,上网进行会员注册确认。"上线"在发展"下线"时,一对一地进行洗脑,利用老年朋友不熟悉的"电子商务"概念,诱导他们入会。而老年朋友往往被"出国旅游"等新型的旅游商品吸引,再加上交纳的1000余元会费数额也并不算太高,受害人往往更容易产生错觉。据了解,目前,网络传销借用的名号主要有:"网上购物"、"网络直销"、"网络营销"、"网络代理"、"网上学习培训"等,目前,据工商部门与媒体曝光的涉嫌网络传销的企业组织有:"世联发商贸网"、"蝴蝶夫人"、"安格电子"、"富迪健康科技"、"月朗科技"、"世界通"、"杭州安购科技有限公司(安贝特商场)"、"本溪中绿"、"新智培训网新智网新加坡新智国际"、"北京欧亚伟业国际商务有限公司"、"北京金亿盟国际电子商务有限公司"等。

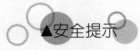

▲安全提示

面对网络传销新的犯罪形式,我们老警官朋友应该提高警惕,不要轻易相信所谓的"划得来",天上不可能掉馅饼;遇到这类"划得来"的好事,应多与家人和子女交流,避免遭受不必要的经济损失。

2. 民间高利贷诈骗

近年来,民间资本的日益活跃以及中小企业融资难的问题难以根治,全国各地"高利贷"债务人跑路早已不是新闻,受害的都是那些抱着暴富和投机心态的众多投资人。骗子们利用老年朋友不懂"行情"等特点,专门打老年人的主意。

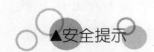

▲安全提示

老年朋友莫参与击鼓传花游戏,远离这种骗局。要知道天上不会掉馅饼,高收益背后,必然隐藏着高风险。老年人若要理财,应把资金安全放在第一位,存银行、买国债是首选。

3. "安养旅游"诈骗

近年来,越来越多的老年朋友一到冬天,便选择到气候宜人的南方

老有所医

过冬,等到来年三四月春暖花开后再返回家乡。因此,国内不少旅行社在旅游市场大力推广以温暖、温情为主线的海南养生游。这样的"候鸟"老年朋友,在海南大多享受着一种"管家式"的服务,在业内被称之为"安养旅游"。然而,一些以养生旅游为幌子大量敛财的骗局也随之而生。许多老年朋友被宣传单"忽悠"了。骗子公司以投资建设老年公寓为幌子向客户借钱,骗取公众的信任。推出优惠措施:一次性交1万元的,每年享有16%的利息;交5万元的,每年的利息是18%;而办理金卡的顾客,一年的利息高达20%。高额利息吸引了一部分不想去安养但又期望投资的老年朋友。据介绍,被诈骗的受害人中年龄最大的80多岁,最小的40多岁,被骗的资金多的十几万,少则几千元,大都是他们养老的钱,被骗后,害怕被儿女责备,他们不敢说出实情。为了不使犯罪行为在短期内被暴露,以骗取更多的钱,骗子公司采取边非法集资边还本付息的手段,用后面的集资款支付前面集资款的利息和本金。这样促使部分受害人对集资诈骗深信不疑,会追加投资,扩大非法集资活动规模。

(四)投资安全之"非法集资"诈骗防范策略

有句俗话说得好:天上掉馅饼,不是有毒就是陷阱。面对形形色色、花样百出的骗术,我们老警官朋友一定要保持清醒的头脑,不贪图小利,不轻信他人谎言,牢记"世上没有免费的午餐",擦亮眼睛,谨防受骗。

第一,我们要保持一颗平常之心。不要被高额利润的诱饵蒙蔽双眼,不要轻信高额回报的投资承诺。莫贪图便宜,轻信花言巧语。要认清非法集资的本质和危害,摒弃暴富心理和贪念,千万不要被所谓的高额回报所蒙蔽。

第二,我们老警官朋友遇到问题,特别是动用钱物时,应主动与家人或亲朋好友进行沟通,不要自作主张,以免追悔莫及。当身边的亲朋好友低风险、高回报的投资建议以及反复劝说时,要多与懂行的人和专业人士仔细商量、谨慎决策,防止成为其发展下线的目标,不要盲从"口口相传"，防止害人害己。

第三，一旦发生类似诈骗行为尤其是我们老警官朋友，在遇到变相传销、高额回报等非法集资诈骗行为时，要立即报警，让公安机关在第一时间掌握线索，打击违法犯罪行为。切勿为了追加投资回报被犯罪分子所怂恿和愚弄。

第四，我们在日常投资理财活动中，要注意保留原始证据，如联络电话、地址等信息，文字、影像资料等尽量保全，一方面有利于发生经济纠纷时维权，另一方面如果是刑事案件，则有利于公安机关进行调查取证，尽快遏制犯罪，减少个人损失。

第五，我们要认清非法集资的本质和危害，对"高额回报"、"快速致富"的投资项目要冷静分析。增强理性投资意识，高回报往往伴随着高风险，不规范的经济活动更是潜藏着巨大的风险。一定不要认为只要签了合同，盖有公章，就可靠，要知道对那些违反国家有关规定的"合同"均属无效合同。

第六，就是要不断学习，了解和掌握更多的安全防范知识，提高自己的防范能力。平时，我们要多关注新闻媒体、社区宣传栏等宣传，了解当前多发的各类诈骗手法，提高对诈骗伎俩的识别能力。当一个人识别能力提高了，就会拥有一双警惕的眼睛，避免上当受骗。在国内有些地方还成立了"老年人防骗协会"，结合当地发生的典型诈骗案例，经常给周围的老年朋友讲一讲，使身边的老年朋友防患于未然，避免上当受骗。

第七，在日常生活中，家庭成员要做好老年朋友的心理预防和引导，避免不法分子利用其渴望投资的心理诱其上当。一旦发生受骗，家人要多点耐心来安慰老年朋友，减轻老年朋友的精神压力。据调查表明，有88.4%的受访者认为，经常陪老年朋友聊天，让老年朋友从亲人的嘴里了解社会是最重要的；其次，有79.9%的受访者认为，让老人了解尽可能多的新鲜资讯也是防骗的重要手段；有70.9%的受访者认为，必须让老年朋友有更多的健康社交机会，消除他们的孤独感。

六、老年人与交通安全

随着我国经济的快速增长，交通道路发生了日新月异的变化，现在的路变宽了，车增多了，车速快了，人们的出行更方便了，但喜中也有忧。据统计，近年来，在全国交通事故的死亡人数中，老年人的死亡人数占33.5%，引发事故的责任人老年人占一半以上，发生在老年人身上的交通事故呈逐年上升趋势。

（一）交通安全之出门多留神

随着岁月的流逝，老年朋友的生理和心理机能随着年龄的增加也逐渐衰退，如听力、视力、反应能力下降，腿脚不如从前灵活，加之有些老年朋友自认为人生阅历丰富，过于自信，并存有侥幸心理，总认为自己不会出事。要知道我们不再年轻，处事的反应能力在慢慢减退，毕竟岁月不饶人，世上万物都有其自然规律。在这里真诚提醒我们老警官朋友们：出门请一定要多留神。

①若是外出，一定要严格遵守交通法规。

②步行外出买菜、晨练、接送孙子上下学时，要注意走人行横道和过街桥。上下公共汽车时不急不挤，以防发生事故。

③在马路上不争道抢行，不横穿马路。若要横过道路一定要确认安全。尽量在人行道内行走，没有人行道的要靠路边行走。通过路口或横过道路应当走斑马线或者过街设施，通过时要"左、右、左看，向前行"，确认安全。任何时候，请您一定要记住："宁走百米远，不走一步险。"

④尽量避免在夜间骑自行车，尽量在自己熟悉的地方骑车，最好走光线明亮的道路。

⑤有些老警官朋友身体好，爱骑自行车外出。但是，骑自行车时，一定要在非机动车道内行驶，不要占用机动车道。在没有非机动车道的道路上，应在车行道的右侧行驶。转弯及早打出手势，当确定安全时再通

过。不过，老警官朋友最好不要骑自行车外出。若要骑不妨戴一顶厚一点的毡帽。每年有成千上万的人因骑自行车发生意外事故，致使头部受到重伤。

（二）交通安全之走路"五防"要牢记

一防驾驶员酒后驾车失控。据统计，全国每年因酒后驾车造成的交通事故有两万余起，饮酒、醉酒后驾驶机动车的驾驶员极易产生视觉和感观意识上的误操作，这种人不计后果，迷迷糊糊将正常行走的行人撞死轧伤的案例很多。因此，我们老警官朋友在步行或骑自行车外出时，要注意观察和判断周围车辆的行驶轨迹等情况，发现异常时，要及时提前避开。二防车辆制动失控。在道路比较湿滑情况下，制动效果往往比干燥路面要差一些，所以我们老警官朋友在这种道路上行走，要与机动车保持更大的安全距离，以防止车辆制动时打滑跑偏将自己撞倒。三防车辆突发机械故障。一旦在行驶中突发机械故障（如刹车、方向盘失灵等），驾驶员难以人为操纵和掌控车辆，只有任其翻覆、碾轧。因此，我们老警官朋友要靠边行走，并注意观察左右，以便及时躲闪。四防驾驶员超速行驶。车辆在超高速行驶的情况下，驾驶员精神处于高度集中状态，一旦路面行人突然出现动态，由于惯性和反应时间及操作过程等原因，驾驶员来不及处理，这是事故高发的常见原因，超速是公路第一大杀手。所以，我们老警官朋友在行走时，要随时防备和高度警惕。五防视线不良惹祸上身。夜间或风、雨、雪、雾天气，驾驶员的视觉感官受到不同程度的影响，遇到能见度低时，我们老警官朋友不论是步行，还是骑车、驾车更要靠右边行走，尽量与车辆保持足够的横向安全距离。

（三）交通安全之开车要量力而行

随着机动车的普及，道路交通伤逐年增加，已在各类创伤中占90%以上的比例。据安全专家分析认为导致道路交通伤逐年上升的四大人为因

老有所医

素包括：饮酒、睡眠、车速和老年驾驶。其中，老年驾驶引发的一系列交通安全问题在今后一段时间需要社会广泛关注。在现实生活中，因为工作需要，我们老警官朋友多数都会开车，退休后，许多老警官们仍然频繁地驾车。专家提醒，开车需要一定的体力和应急能力，我们老警官朋友要视自己的健康状况量力而行。毕竟岁月不饶人，与年轻人相比，一旦发生创伤后住院率高、恢复期长、肺炎等并发症多、死亡率高。与其他群体相比，身体机能直线衰退，感觉和运动能力下降，特别是视力、听力减退，心脏病、高血压、脑血栓等疾病占有较高比例，使我们老警官朋友的行动迟缓，当出现意外情况时因判断不准而发生交通意外。另外，随着年龄的增大，我们老警官朋友容易疲劳，难以坚持长时间的驾驶，而疲劳驾驶又是诱发事故的主要原因。

（四）交通安全之自驾游安全备忘录

如今，一些观念新潮的老警官朋友也喜欢参加自驾车旅游，驾着爱车，远离城市的喧嚣，享受着静谧与清新的野外休闲方式。不过老警官朋友不适合参加路途太远的自驾车活动。俗话说：冲动是魔鬼。开车，一定要养成一个良好的安全习惯，遵守交通安全法规，谨慎驾驶，平安出行。要知道，恶习必定酿成恶果。为最大限度减少事故的发生，保障我们的安全，提出安全建议如下：

①一定不要酒后驾驶和疲劳驾驶，这样可能会因驾驶人意识模糊发生事故。

②驾乘机动车时一定要系好安全带。按照规定的速度和线路行驶，不要在行车中接打手机。

③在雨中、雾中和雪中行驶时，要保持车速和间距，缓踩制动踏板，切勿紧急制动和急转方向。

④一旦气温降到零度以下，过桥前要减速行驶。因为桥梁、立交桥及背阴区要先于其他路段结冰，造成路面光滑，清晨时分行车要格外小心。

⑤当大雨来临时，不要前往可能暴发山洪和泥石流的地区，以免发生意外。

⑥天气炎热时，要控制车速，防止轮胎和发电机因温度过高导致事故。

⑦若要驾驶，一定要结伴而行，让家人或朋友在副驾驶位置给予照顾。

⑧在夜间行车，人们大都看不清楚物体。有资料显示，夜间行车发生车祸死亡率要比白天高出2.5倍。光线微弱时，行车就要减慢速度。拐弯处，要再次减速；请勿过度使用远光灯。

⑨在驾驶时，尽量不要服用药物，因为服用一些药物很致命。如止咳药的酒精含量很高；布洛芬是一种常用止痛药，但会分散注意力，引起昏睡；安眠药和感冒药都会影响司机驾驶水平。

⑩永远记住：不要与大车争车道。过分自信就会带来危险。一要避免盲区。右侧盲点尤为危险，大车司机一般喜欢驶进右行车道；二要谨慎超车。开亮转向灯提示要超车，如果大车减慢速度，可以安全超车；反之，则表示现在超车不安全。三要保持正常车距。即使在干燥路面上，也要与卡车保持两倍车距，防止追尾的危险。车辆多时，留出足够空间以改换车道。提防卡车车胎突然爆裂或其他物品落下。

⑪行车时，一定要注意力集中，保持安全车距，切忌心不在焉；倒车时一定要慢，注意观察周围的情况。

⑫为减少或减弱太阳的强光，可使用遮阳板，或戴上墨镜。夜间行驶时，不要戴墨镜或有色眼镜。

⑬避开粗鲁、好斗型司机。避免与这样的司机目光交流；平息心中的怒火，做深呼吸，一定不要被激怒，因为我们的身体不允许我们生气上火；少按喇叭，也不要通过鸣喇叭等表示自己的不满。

⑭尽量驾驶自动挡机动车。因为自动挡车操作相对简单，可以减轻老警官朋友的心理压力，令驾驶更加自如。

⑮应避免高速行车和连续长时间驾车。我们老警官朋友的应变能力较为迟缓，体质相对年轻人要差一些，对车速、车距的判断能力要低于

年轻驾驶者。高速和长时间行驶，一旦出现险情，难以果断采取应变措施。

⑯要避开在高峰段出行，减少在夜间和恶劣天气出行。

⑰有慢性病的老警官朋友，车上一定要携带常用药物。一旦发生紧急状况要立即靠边停车及时吃药并寻求帮助。

⑱开车是一项耗费大量体力的活动，建议经常开车的老警官朋友，睡前最好用热水泡脚，睡时将小腿和脚稍微垫高，以保证下肢的灵活不受影响。

⑲拒绝疲劳、酒后驾车。节日走亲访友、聚会频繁，切勿酒后驾驶，要永远记住我们的"五条禁令"。饮酒会导致人运动机能低下，反应迟钝、行动迟缓、判断失准，疲劳使驾驶人的注意力不稳定、视野狭窄、视线模糊。

⑳拒绝超员、超载。车辆超员、超载容易引发爆胎、突然偏驶、制动失灵、转向失控等，导致交通事故的发生。

㉑冷静处理意外。出游途中，车辆出现意外故障时，要立即开启危险报警闪光灯，将车辆移至不妨碍交通的地方停放；难以移动的，应当持续开启危险报警闪光灯，并在来车方向设置警告标志。高速公路设置警告标志应在来车方向150米以外，车上人员应迅速转移到安全地带，防止发生二次事故，并立即报警。

（五）交通安全之车祸现场急救常识

大家都知道"车祸猛如虎"，车祸也被人们称为现代文明杀手，每天都在夺走许许多多宝贵的生命。据医学专家介绍，从院前急救情况看，伤员受伤的部位和姿势各不相同，受伤一瞬间产生的后果也不同。因此应按具体伤情进行现场急救。

1. 被方向盘或变形的驾驶室撞伤

这种情况最常见，常造成颈椎损伤或胸部挤压伤，严重者可出现胸壁损伤而引起开放性气胸,伤员常被困在驾驶室内。此时,在撬开驾驶室门窗后,应先给伤员上颈托,如无颈托,可用硬纸板或厚塑料纸固定颈部,以免颈椎错位或损伤。同时,可用一块硬板插到伤员的背后,用绷带或布条固定后,再将伤员救出驾驶室。

2. 颈部鞭梢式损伤

这种情况也较常见。事故突然发生时,车速骤减,由于车辆惯性作用,颈部像鞭梢一样前后摇晃而引起损伤。据统计,大约四分之一伤员发生颈椎关节脱臼,伤员出现昏迷、颈后锐痛、活动时疼痛加剧等症状。急救关键也是立即上颈托,一时无颈托,可临时用敷料做成颈圈固定其颈部,以免头颈左右前后摆动,转送时取卧位。

3. 伤员被弹离座位

这种情况下,不能随便抬抱,因为这种情况伤员很可能脊柱受到损伤,一时的不当搬运会造成已有脊柱损伤加重,甚至断裂,从而导致伤员终身瘫痪。正确的方法是,先将伤员作为一个整体转至平卧位,上颈托后,由3~4人动作规范、步调一致地将伤员托起,注意一人负责保护其头部,以免头颈前倾、后仰或旋转。托起时,可由一个人喊口令,急救者同时托起伤员,并将其移至木板上,再用绷带把病员固定在木板上搬运。

4. 若出血或骨折,需及时处理

包括立即止血。可用压迫止血法止血。出血量较大时,也可用橡皮管结扎临时止血,不过要注意每隔1小时放松2~3分钟,以免肢体缺血时间过长而造成肢体坏死。上下肢骨折者,可用夹板固定,一时找不到夹板时,可就地取材,即取树枝、木板、扫帚柄,甚至厚书本或杂志等,托起患肢并加以固定后再搬动。

5. 一个人的处理措施

如果现场只有一个人时,急救者应跑到伤员的后面,两手穿过伤员腋下,扶住伤员上半身,并将伤员的头枕部靠在急救者的肩上或前胸,然后慢慢地将伤员向后拖拽,并将其仰放在木板上固定。

6. 车祸发生时，伤员胸部可因撞击硬尖物件而造成开放性气胸

此时，可用一块厚棉垫盖在胸部伤口上，并用绷带将其包扎固定；对已发生张力性气胸者，可在其锁骨中线第二、三肋间用带有单向引流管的粗针头，临时穿刺排气。

7. 发生燃烧、爆炸时的应对方法

当汽油箱爆炸燃烧引起烧伤时，应立即脱去正在燃烧的衣服，或就地打滚压灭火苗。烧伤的肢体应迅速用凉水冲洗或浸入水中，以利于消除致热源，减少受伤肢体的进一步损伤。

8. 对断肢和组织器官的处理

对断离肢体和组织器官，如已断离的手指、足趾、鼻、耳以及大面积的皮肤等，应用敷料包好，经适当冷藏后，随伤员一起送往医院。

9. 对昏迷伤员的救助

当伤员昏迷时，应注意开放气道，头略向一侧倾斜，以利于口鼻腔内的分泌物、血液、黏液和其他异物排出体外。同时，取出伤员身上的尖刀、金属币、钥匙等物，以免压迫致伤。另需注意保暖。

同时，应请人立即拨打"120"急救电话呼救。电话中简单叙述伤员的数量、伤情、出事地点等，以便救护人员准备急救设备和及时到达事故现场。另外，对一些生命体征尚未稳定者，如继续出血而血压不稳者、四肢骨折未经固定者、颅内压增高有脑疝可能者（表现为剧烈头痛、频繁呕吐、两侧瞳孔不等大、血压波动、呼吸不规则、面色潮红、大汗淋漓）、呼吸道梗阻而窒息原因尚未解除者、胸部伤伴大量血气胸而伤情迅速恶化者等，应经现场急救，待伤情稳定后再考虑转运。

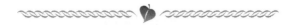

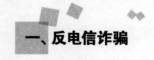

第三章　反经济诈骗有妙招

英国有句谚语："为了达到目的，魔鬼也引用圣经。"

近年来，随着信息技术的发展，手机已广泛地进入了寻常百姓的日常生活。手机短信诈骗与网络信息诈骗是目前一些诈骗分子的主要诈骗手段。老年人受到电信诈骗、非法集资、保健品销售欺诈等案件侵害的比例明显上升，涉案金额也不断上涨。这类案件具有数量大、发生隐蔽的特点。电信诈骗防不胜防，电信诈骗案件受害者当中以老年人为主。一些老年朋友生活比较单调，平时不太关注社会新闻和法制新闻，容易被所谓的热情和关注所迷惑。目前，在电信诈骗中犯罪分子通常以换账号汇款、发短信冒充儿女、声称银联卡遭遇盗卡等形式，致使许多老年朋友上当受骗。

一、反电信诈骗

（一）电信欺诈之常见手段

第一，回拨陌生电话可能会造成高额话费。"您的朋友为您点播了一首歌曲，以表达他的思念和祝福，请您拨打9××××收听。"

第二，以非法"六合彩"招揽客人，而回电话可能既损失话费又容易上当。屡次听到铃声，一接电话就挂。按照号码回拨，对方录音提示："欢迎致电香港六合彩……中心为广大彩民爱好者提供信息，透露特码。联系电话1395983××××。"

第三，因泄漏家庭电话号码，行骗者可能在你关机的时候以"要求汇款"等事由诈骗你的家人或朋友。"您好，移动通信公司现在将对您的手机进行线路检测，请您暂时关闭手机3个小时。"

第四，若按诈骗者的指示进行按键，SIM卡卡号可能被骗取，行骗者利用该卡肆无忌惮地打电话。"我是××公司的工程师，现在将对你的手机进行检查，为配合检查，请按#90或90#。"

第五，利用付费电话行骗。收到开头为0941或0951的未接来电，一回拨就会产生高额话费。

第六，编造中奖信息。利用人们的贪利心理设计"巨奖陷阱"。几乎所有的短信诈骗诱饵都冠有××大公司的来头，以"本公司举行××活动，恭喜您赢得××大奖"或"本公司开业百年志庆，恭喜您中得二等奖"等为诱饵，引人上钩。当您与骗子取得联系时，他们总会找出"缴纳所得税"、"邮寄包裹费"等理由，让您先把少则几百，多则上千元的费用汇入他们指定的银行账户。一旦您把钱汇了进去，便中了骗子的圈套。

第七，"银行账号"诈骗。据媒体报道：一刘姓老人接到一自称电信局的男子来电："您家座机现已欠费，请按'9'键进行查询。"老人就按提示按下键后，被对方告知欠费2000多元钱。老人一时摸不到头脑时，对方又说："有可能您名下登记的电话、银行账户等个人信息已被泄露，有可能被不法分子利用参与洗钱或实施诈骗犯罪，公安局已经介入调查此事。"老人被吓得乱了方寸，马上就按照对方的提示操作，把存款最多的一张建设银行的卡号输入进去。输入完毕后，对方还提示："您的账户已经安全！"后来，老人把此事讲给家人听，儿女们觉得事有蹊跷，赶忙到ATM机上查询，发现卡上40万元钱已被人取走。

第八，钓鱼网站诈骗。不法分子假冒银联名义发送钓鱼网址，诱导持卡人登陆所谓的"银联信用卡中心"网站输入银行卡相关信息。特别提示，持卡人如发现"紧急通知：全国信用卡统一全面升级，您的信用卡即将被停用,请尽快登陆网站进行激活,给您带来的不便敬请谅解"的信息,以及"中国银联信用卡中心"等短信及相关内容,请引起高度警惕,谨防被骗。

第九,假冒社保部门名义诈骗。"你好,××市社保管理中心通知:你有一份社保补贴金未领取,请及时办理:0××-××××××××。"收到类似短信千万要当心不法分子假冒社保部门的名义行骗。除了向市民发送诈骗短信,还有不法分子直接拨打受害人电话,称"由于您交纳社保年限较长,可通过财政局领取一份社保补贴金",诱骗参保人拨打假冒的社保局咨询电话和假冒的财政局咨询电话,再由假冒工作人员的不法分子,通过电话指导受害人去ATM机操作,趁机转款,以达到诈骗目的。除了谎称发放社保补贴金,不法分子还假借社保部门的名义,伪造社会保险基金管理部门的文号和印章,向参保人发送虚假文件,以社保基金账户变更为名,要求参保人预交社保费,直接将资金转入某个银行账户。

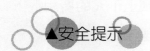

▲安全提示

社保部门征收费用和发放待遇,均通过参保单位和参保人提供的银行账号进行。

(二)电信诈骗之防范策略

由于老年朋友普遍乐于助人,一些犯罪分子就利用他们的善良进行诈骗。虽然电信诈骗犯罪手段层出不穷,但是只要我们老警官朋友多加防范,就可以更好地保护好自身财产安全。在这里,笔者向老警官朋友建议以下几种针对电信诈骗的防范策略:

①公、检、法机关作为执法部门是绝对不会使用电话方式对所谓的"涉嫌犯罪、电话欠费"等问题进行处理的。因此,绝对不要相信此类骗术,防止上当。

②如果您接到陌生人的电话,一定要先确认对方的身份,不要主动

猜测对方是谁，在没有确实弄清对方是谁的情况下，不要盲目答应对方的要求。当有人打电话问您家中是否有其他人时，可回答"要不让我儿子来听电话"等。对上门维修、送货、送礼等身份不能确定的人员，要查明其身份，尽量等子女回家后再接待。

③有些犯罪分子能通过非法途径获取老年朋友的家人或亲友的电话、姓名等信息，因此，在电话中有时能明确说出老年朋友子女的电话或姓名，使老年朋友在恐慌失措中上当受骗。当接到此类电话时，不要慌张，要通过拨打家人电话或其他方式，证实情况。

④凡以入会、提成为名义让股民交钱后为股民提供优质股票信息的公司和网站均属非法。请不要相信虚假公司或机构及网站上标榜的优厚回报的虚假宣传，防止犯罪分子用"钓鱼"的方式行骗。

⑤孔老夫子曾云，长者要戒"贪"。对于那些纯属子虚乌有的中奖信息，不应存有喜从天降的幻想心理，应坚决置之不理。

⑥任何陌生人通过电话、短信要求您对自己的存款进行银行转账、汇款的，或者声称为您提供安全账户为您的存款进行保护的，请一概不要相信，一定要核实相关信息，谨防受骗。

⑦有些电信诈骗犯罪分子利用特殊计算机软件能模拟各类电话号码，在老年朋友电话上能显示老年朋友家人的手机或政府有关职能部门的电话号码，使老年朋友信以为真。对此，请您遇到陌生人打来电话时，一定要冷静、沉着，特别是涉及钱款转账问题，要立即停止，把好最后一道防范关口。

⑧对银行卡进行转账限制。凡是涉及要银行账号的，那肯定是骗局。无论是电信公司，还是政府部门，都不会要求居民对自己的账户进行操作。公、检、法部门的工作人员有可能打电话给当事人，但问询的问题只会围绕案件本身，绝不会向当事人了解其财产状况，更不会询问任何银行账户信息。

⑨看似馅饼的好事，往往是骗子精心设计好的陷阱。对不明身份的

短信，要提高警惕，不要轻信短信内容。不要被骗子们的巧妙说辞、甜言蜜语所蒙蔽。要知道贪小便宜吃大亏，只要涉及对方让你转账、拿现金、拿银行卡时，一定要想想是否为诈骗。一旦遇到可疑的情况，应及时拨打110报警。

⑩当到涉及证券、股票、保险、银行等金钱交易场所的，凡事应向正规工作人员咨询，切勿听信外人游说。

⑪开通银行短信提醒业务，在账户出现异动时，可以第一时间与银行取得联系，冻结账户，避免损失扩大。

⑫在日常生活中应当妥善保管个人资料，带有个人信息的证件及复印件要保存好，谨防丢失。不要为了一点蝇头小利就轻易相信街头各类活动，留下自己的个人信息，给骗子以可乘之机。

⑬如果频繁刷卡，要注意更新账户密码；不要在聊天软件、手机短信中传递银行卡卡号和账户密码。

⑭要树立反诈骗意识，一定要保持应有的清醒，做到"三思而后行，三查而后行"，在绝大多数情况下是可以避免上当受骗的。

⑮一旦不幸遭遇电信诈骗，在电话报警的同时，快速到银行办理冻结账户的手续，阻止犯罪嫌疑人转账、提款。

⑯满足需求。有些老年朋友之所以容易受骗，是因为骗子首先满足了他们的心理需求，而获取信任。笔者建议老警官朋友的子女要多关注老警官朋友的生理和心理需求，鼓励他们多参与外界活动。

二、银行取现注意

2012年1月6日，在南京发生了一名取款人去银行取款20万元，被悍匪打死并抢走20万元的案例，引起社会的广泛关注。此类血案在湖南、重庆都曾发生过。在这里，笔者提醒老警官朋友，平时到银行存取款时，要做到防范在前，多注意一些必要的安全事项：

一是财不露白。到银行存取钱后应保持低调，在公共场合，要保管好，不能让人看到你有大量现金，避免有人见财起意。

二是应尽量减少路程。最好选择门口可以停车或容易招到出租车的银行网点。

三是如果存取现金额过大，可申请银行上门服务，提供押钞保安；或者请我们的同行——警察陪同去银行存款。尽量做到两人以上陪同，并利用汽车等交通工具保障安全。

四是去银行存取款，要避开人多的地方。去银行存取款时，不要看热闹，往往热闹的地方，很有可能存在不法分子故意制造事端、趁机实施抢劫的危险。

五是取款一定要求银行检验钞票真伪并点清数额。我们有权要求银行用验钞机点钞，这样，就可以避免假钞或少钞票等不必要的麻烦。如果银行不同意，可以选择报警。

六是去银行存取钱要尽量表现出平常心态。如果你很慌张、时不时摸口袋，神情过于紧张，就容易引起歹徒的注意。

七是去银行存取款要注意周围的人。去银行，要注意自己周围的人，如果发现有人盯梢，应赶快离开，尤其是要走银行摄像头能拍摄到的地方，这样可以保留证据。

八是避免中银行的圈套。现在有些银行柜台工作人员，往往与保险、基金等公司联手搞客户的名堂，去存钱时，要保持冷静，避免中了他们的圈套，若对方执意要你填写不必要的单据套取你的个人信息，你可以选择报警。

自助银行存取钱安全事项

自助银行进门时，往往需要刷卡进入，但不需要密码。一是要看柜员机是否是真的。二是要看柜员机是否被人动过手脚，注意检查柜员机是否有多余装置，或插卡口、出钞口是否有异常情况，遇到异常情况应马上停止使用并与银行联系。三是要留意周围情况，留意身边的人是否可疑，周围如有举止可疑的陌生人滞留，最好立即离开。四是注意存取钱后要及时取回银行卡。五是输入密码时，应尽量快速并用身体遮挡操作手势。六是取款时操作要专注，不要接受"好心人"的帮助或他人询问，当你在自动柜员机上操作时，无论此时有人问你问题，还是告诉你有钱掉在地上，先不要回头，应迅速结束操作取出自己的卡后，再回答对方。一旦被他人引开注意力，应马上用手捂住插卡口，防范骗子将卡掉包，操作完毕后，确认取出的卡是自己的银行卡；七是若遇到出钞口的现金被人抢走的情况，不要急着追赶抢劫者而忽视仍在机器内的银行卡。八是交易单据上留有银行的相关信息，应妥善保管，丢弃前应将单据撕碎。九是出现吞卡时要及时向银行报告。十是不要相信任何"紧急通知"。不要拨打自动柜员机旁的任何"紧急通知"上所谓的"银行值班电话"。当自动柜员机出故障时，应拨打银行正规的客服热线请求帮助。十一是尽量结伴同行。十二是尽量避免在夜间使用自助银行服务。

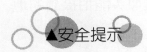

▲安全提示

任何时候都不要把身份证和银行卡放在一起。

三、网购安全

近年来，随着科技网络的快速发展，越来越多的人开始利用网上的虚拟银行来处理个人资产，查询、转账、支付或交易。新的通信联络技术给人们生活带来方便的同时，也成为犯罪分子所利用的犯罪工具，网络强盗、聊天诈骗的案件日益增多。网络骗术花样不断翻新，当一种骗术成功率不高时，骗子们就会尝试新招数。据调查数据显示，在2010年，有近28%的互联网用户遭遇过虚假钓鱼网站、诈骗交易、交易劫持、网银被盗等针对网络购物的安全攻击。

现在互联网越来越发达，上网的人也越来越多，许多退休老警官朋友也喜欢网上购物了，而且在网上还经常可以搜到很多身边买不到的东西，不受地域限制。现在的购物网站很多，要保障自己网购的安全，首先要选一个信誉高、口碑好的购物商家。一个好的商家无论价格、服务都有一定的安全优势。其次就是要选择安全的支付方式。如商家不发货或货不对都可以立即申请退款，最大限度地保障自己的利益。

（一）网购安全之网骗伎俩及防范提示

目前，比较流行的网购欺诈行为有低价诱骗型、利用系统收货型、利用退款骗钱型和货到付款连环下套型等。有的卖家谎称商品是由"漏税"或"盗窃"获得，不可通过支付宝交易，要求买家通过银行汇款的方式支付，结果买家根本收不到货；有的卖家和买家谈好了邮寄方式，但卖家根本不发货，利用系统10天后自动交易成功的功能骗钱。而买家有时也因为贪图低价，轻信网店的"星钻"等级而遭遇网购诈骗。

1. 谨防低价陷阱

刘先生网购看到了一个3.5折优惠的卖家，卖家要求用QQ联系才有优惠！刘先生与卖家再次联系后，卖家发过来一个链接，刘先生点击后进行了支付！可支付页面显示："支付失败！支付宝支付功能升级维护中，请您使用网上银行进行支付！"其实，刘先生点击链接进入的是骗子事先做的虚假页面，当刘先生进行支付操作时，密码信息就被骗子掌控了！所幸刘先生使用了安全产品数字证书，骗子得不到刘先生的手机确认，无法挪用账户资金。

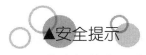

▲安全提示

谨防低价商品陷阱。请使用旺旺作为交易中的沟通工具，以方便维护自身的权益。请选择手机动态口令、数字证书等安全产品随时保护您的账户安全。

2. 诱导买家先确认收货

这种欺骗行为就是在买家确认付款后需要等待卖家发货，由于买家不懂行，对支付流程不太懂。骗子在你拍下商品后，会诱导你先予以确认，诱导理由有：他没有资金流转，他保证会发货等，你在没有收到货物的情况下就点击确认收货，骗子收到付款后就不发货了，最终让你钱货两空。

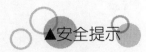

▲安全提示

一定要在收到货物后才能确认付款。

3. 押金和保证费

买家购买商品后按照正常流程付款到支付中心，在收到货前的一两天，假卖家会给买家打电话称货物已经在路上了，为了保证快递的安全需要先交保证费，等收到货物后会由快递当面退回保证金，买家为了能收到货只能无奈地先打款过去，此后假卖家便消失无踪。

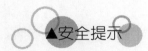

▲安全提示

快递公司不需要什么保证费。

4. 便宜退款

买家在通过支付平台付款后，假卖家会告知可以给出一些优惠，让买家提出部分退款，买家见到有利可图会马上去进行申请，假卖家在同意之后就可以拿到大部分的货款，实际上根本就不会发货，买家也不会再找到他。这是通过技术手段行骗的行为，也是利用了买家贪图便宜的心理。

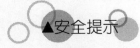

▲安全提示

所谓申请退款，其实在操作中会有两种提示选择，一个是没有收到货，一

老有所医

个是已经收到货,如果选择了已经收到货,那钱就等于已经付给了卖家。

5. 三方欺诈手法盗取卡号和密码

骗子通过发送正常卖家的虚拟充值卡类商品,诱导买家买下虚拟充值卡类商品后,引导买家使用获得的卡号密码利用虚假的充值平台充值,盗取卡号和密码。

6. 利用超时自动打款功能行骗

超时打款,就是骗子利用付款后支付宝等第三方支付工具的自动打款功能来行骗,例如,快递的超时自动打款时间是10天,即你在付款后,如果没有去申请退款或者确认收货,不管有没有收到货物,在支付宝的款项都会自动打款给卖家。

7. 拒绝使用担保交易

骗子以该商品为走私货,不能用支付宝、财付通等担保交易工具为由,目的是以逃避购物网站监控,要求你通过银行卡直接汇款等方式付款。很多骗子还会诱导你到其他的聊天工具上进行沟通,以防止被察觉或留下证据。

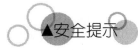▲安全提示

使用第三方平台提供的支付方式。据了解,被骗的用户大都是因为对支付流程不了解,若想杜绝上当受骗,建议使用第三方平台提供的支付方式,从而最大限度地避免被骗。

8. 消费陷阱

在网上买到假货,是越来越多的消费者头疼的问题。而且,消费者买到假货后维权也相当困难,往往耗费大量的时间和精力后,不但退不了货款,反而会生一肚子气。应当注意:如果找商家交涉无果的情况下,可直接向购物网站发起索赔,让网站去找商家算账。

9. 商品与宣传信息不符

实际商品与网上提供的商品图片不一样，往往消费者在网上看到的商品图片很精美，但拿到实际商品后却发现各种细节不一致。网购看不到实物，永远不要相信广告图和宣称实物拍摄的精美商品图。正规网购企业所售商品都是正品行货，均自带发票，凭发票所有商品都可以享受生产厂家的全国联保服务。在网上购买商品时，不要只看商品评价，要尽量多搜集信息之后再决定是否购买。

（二）网购安全之网购防骗常识

目前，有些老警官朋友理财意愿强烈，但是理财知识方面较为薄弱。关于许多如何使用网银的基础性建议，我们应当熟记于心。

①在网上购物时不要抱着贪图便宜的心理。

②在易趣、淘宝网上有很多大品牌在销售。当您看中某一商品时，必须要看他的商品销售的授权证明，因为名牌商品，按规矩厂家一定会给卖家销售授权书的。买商品时一定要看清卖家写的商品描述。

③如果您不能确认卖家出售的是否是授权的商品时，请您不要急于购买，首先看看买家的评价。值得提醒的是，如果这个卖家的评价中买家的留言全部只有"好"或"很好"时，您就要小心一些。交易时，请尽量要求卖家采用第三方支付平台进行交易。

④在买前必须先向卖家了解商品的售后服务如何，包括收到商品后在没有拆封或没有拉断标牌时的退货处理。 如果是电器，必须了解保修期。值得注意的是包退换与保修是不同的。

⑤汇款和退换货给卖家时，一定要要求卖家本人签收。另外，如果在汇款或退换货后一定要保留您全部的交易单据，以防卖家不发货或不退回货款。

⑥当您认为被骗时，不要慌张，第一时间通过各种方法联系卖家。然后，向购物网站发出投诉，投诉内容要写清楚卖家的用户名、您和他交

老有所医

易的商品编号、您的汇款单或换货时的邮单、您需要的商品图片和交易进行的时间等重要证据。

⑦要直接在浏览器中输入银行网站地址进入网站页面，进行网银登录；不要通过其他网站链接访问网银网站，以免进入钓鱼网站被骗。不要随便接收别人发来的图片和程序，也要检查链接是否是可疑的地址。

⑧一定要记住尽可能不要进行私下交易；一定要使用第三方担保，确保安全，尽量不要直接汇款到卖家的银行账户。

⑨要设置复杂的密码作为单独的网上银行密码。不采取简单数字排列、生日、电话号码等作为密码，并将网银密码与其他用途的密码区分开；不要轻意向任何人透露账号和密码，谨防金融诈骗。

⑩要定期查询账户余额和明细。如果发现异常交易或账务差错，应及时与银行联系；不要相信任何通过电子邮件、短信、电话等方式索要账号和密码的行为。

⑪要确保电脑安全。定期更新杀毒软件，防范电脑受到恶意攻击或病毒的侵害。不要在公共场所（如网吧）使用网上银行；完成网银业务或中途离开时，要及时安全退出网银页面。

第四章 养宠物是一门学问

苏联大文学家高尔基曾说过,生活的美妙就在于它的丰富多彩,要使生活变得有趣,就要不断充实它。随着"空巢"家庭的不断增多,宠物以"伴儿"的身份走进了许许多多老年人的家庭,当然,其中也包括许多老警官朋友。可爱的小动物,像自己的朋友,像自己的爱人。它们会为你追逐,为你跳跃,为你欢呼,有时还会与你静静依偎,痴痴凝望,有着说不出的温暖,说不出的快乐。研究发现,宠物特别是狗提能供给主人一种特别的、多层面的依恋,使主人获得安全感、价值感、被关心和被喜欢的感觉,从而缓解压力和生活变化所带来的负面影响。美国一项调查还发现,拥有宠物的老人寿命更长;养宠物者心脏病发作时幸存的可能性更大;抚摸宠物可以降低血压;拥有宠物有助于慢性病患者的治疗和康复。

一、老年人与宠物勿要过于亲近

(一)谨防"宠物依赖症"

相声演员姜昆曾讲过这样一句相声台词:"以前养个儿子叫狗子,现在养条小狗叫儿子。"让人印象深刻。这对那些养宠物的人们来说都深有同感:可爱的小宠物给老人们带来了很多快乐,一些老年人和宠物形影不离,把宠物视为自己的精神寄托,在小猫、小狗身上倾注的感情并不少于孩子。宠物的寿命通常只有十几年，如发生宠物丢失或死亡等不幸事件，老警官朋友应以平静的心态对待，尤其是空巢老年朋友，不能够过于依赖宠物。当宠物丢失或死亡后，一些老年朋友就茶饭不思，感觉生活没有意义，这些就属于典型的宠物依赖症。为了避免宠物依赖症，老警官朋友们应走出家门，主动与同龄人交流，与其他老人聊聊天、下下棋等，在宠物年老多病时再养一只，这样当离别时刻到来时，新宠物就可以抚慰主人受伤的心灵，老警官朋友不妨试一试。另外，家庭成员应尊重理解老年朋友的感情，并在这个时期给予老人更多的关怀。

（二）饲养宠物之安全距离

家养有宠物，稍有不慎，很容易使人染上疾病。

猫、狗等宠物身上都会携带虱子、跳蚤、蠕形螨和毛囊虫等体外寄生虫。被这些体外寄生虫叮咬或侵染后，人体会出现不同的过敏反应，严重的会出现发热、休克、麻痹等。

很多人喜欢与自己的宠物亲密接触，比如把宠物揽在怀中、亲吻宠物或让宠物舔自己的脸和手，甚至晚上搂着宠物睡觉，这样不仅容易把宠物身上的寄生虫带到自己身上，更容易通过唾液或黏膜感染而受到宠物携带的致病菌的侵袭。据医学专家介绍，很多真菌感染都与宠物有关，比如人畜共患的弓形虫病、癣菌病、沙门氏病菌、狂犬病等。我们都知道，孕妇要远离猫、狗，因为猫、狗携带的弓形虫一旦感染孕妇，很可能影响胎儿发育甚至导致死胎；另外，猫、狗如果携带了"布氏杆菌"，也容易导致孕妇流产，还可能造成男性睾丸炎、女性子宫内膜炎等。我们体质相对较弱的老警官朋友，以及患过敏性鼻炎、皮炎、哮喘等过敏体质的人群，最好远离宠物，以免受到疾病感染。

二、宠物防疫处理不可少

我国法律规定，家养犬应接种狂犬病疫苗。接种狂犬病疫苗，既对犬有益,也有利于饲养人的健康。而值得注意的是,狂犬病疫苗接种最好选择单苗,以确保效果。

(一)饲养宠物之犬的免疫常识

给犬注射疫苗是确保犬和主人远离狂犬病等恶性疾病的最好办法,犬的除虫对犬的健康成长也很重要。犬买回几天后若进食排泄正常就应尽早进行免疫和除虫。

目前,国内小动物临床常用的疫苗分国产和进口疫苗两大类。国产犬疫苗有七联苗、五联苗、单苗。国外进口犬疫苗的质量比国产疫苗更好一些。其中的荷兰英特威疫苗、美国富道疫苗、美国辉瑞疫苗的质量比较好,临床使用效果佳。进口疫苗主要是六联疫苗和狂犬疫苗。主要预防犬瘟热、犬细小病毒病、钩端螺旋体、传染性肝炎、支气管炎、副流感、狂犬病等。幼犬50日龄后,即可接种犬疫苗。如果选择进口六联苗,则需连续注射3次,每次间隔4周或1个月;如果幼犬已达3月龄(包括成年犬),则可连续接种2次,每次间隔4周或1个月;此后,每年接种1次进口六联苗。如果选择国产五联苗,从断奶之日起(幼犬平均45天断奶)连续注射疫苗3次,每次间隔2周;此后,每半年接种1次国产五联苗。3月龄以上的犬,每年应接种1次狂犬病疫苗。

需要注意的安全事项

①新购小狗到家1星期内不要洗澡。免疫全部完成之前,洗澡若是着凉,会导致很多病毒发作,最终害了小狗;②在家养15天健康的状态下去医院进行疫苗注射;③小狗少食多餐,切忌喂得太饱,否则会因消化不良导致生命危险;④如有病患,一定要及时送医,切忌抱有其会自愈的侥幸心理。

(二)饲养宠物之健康安全

尽管饲养宠物有利也有弊,饲养宠物后有些隐患还是较为严重的,但目前城市内饲养宠物的数量越来越多,关注宠物的各界人士也越来越多,最关健的是要有正确引导,做到健康安全饲养宠物。宠物专家忠告:饲养宠物狗请打狂犬疫苗,疫苗确保您与他人的生命安全。

第一,饲养宠物前要经过家庭所有成员的同意,同时要考虑到是否会妨碍邻居的出入或违反所在小区的一些规定。

第二,准备养犬也要考虑自己的经济状况。

第三,购买犬要到正规的犬场、商店,确定待售犬是否健康,是否免疫。

第四,合法养犬要去公安机关登记办证,并经政府许可部门每年进行狂犬病及其他疾病的免疫和必要的健康检查,以有效防止狂犬病的发生。

第五,有儿童的家庭养犬更要注意宠物健康,特别是一些寄生虫病的感染会影响儿童的健康。

第六,饲养犬猫要有责任心,切不可流放和随意丢弃。

第七,看管好自己的宠物。带宠物狗遛街时,一定不要忘记给狗戴上狗链,防止其伤人。

三、宠物清洁卫生请勿忘

尽管养宠物有这么多的致病风险,但要预防其实也不难,清洁卫生是关键,只要养健康的动物,并做到以下几点,就能轻松享受宠物所带来的快乐。

①常带宠物去户外活动,以提高其抵抗力。户外场所要定期喷洒聚酯类农药进行除虫,避免宠物接触到体外寄生虫或受到细菌、病毒的感染。

②常给宠物做卫生清洁。在为宠物洗澡或梳理毛发时,翻看其毛下是否有寄生虫;若其腹部或毛少的地方出现红点儿、红疙瘩或是脓包,但没发现寄生虫,可能是螨虫或细菌感染;如发现宠物常咬尾巴尖或身体某一部位,有可能是螨虫或真菌感染。

③定期驱虫,积极预防。每2~3个月在宠物身上喷洒一次弗莱安、灭虫丁等驱虫药;在某些体外寄生虫流行的季节最好1~2个月喷洒一次,也

可为宠物戴上驱虫项圈。

④保持人和宠物居住环境的清洁。训练动物按时排便,用来苏水等消毒液在排便的地方进行消毒,宠物的食盆、睡垫等都要清理干净。常年使用单一的消毒剂会使病菌产生抗药性,建议准备2~3种或更多种消毒液轮换使用,隔1~2个月轮换一次。

⑤定期体检。除要接种狂犬疫苗外,还要每3~6个月带宠物到宠物医院体检一次。

⑥收留流浪小动物,最好先送宠物医院做检查,确定健康后,再与自家动物一起饲养管理。

⑦一些宠物,特别是猫、狗等时常会随地大小便,主人要用塑料袋或者旧报纸等,将宠物的排泄物包好后扔到垃圾箱,或对自己的宠物进行如厕训练,以保持公共场所的卫生和美观。

四、毛发过敏者的注意事项

春暖花开季节,不少人却饱受花粉过敏的困扰。也有一些老年朋友,他们的过敏体质无法抵抗猫和狗的毛发、皮屑等,会产生过敏性鼻炎,甚至出现哮喘等症状。据钟南山院士最新研究结果——我国过敏性鼻炎和哮喘病人的主要过敏源是狗毛、猫毛。

猫和狗是最常见的引起过敏的动物,动物过敏源来自于它们的唾液和脱落的皮屑等,可以像尘螨和霉菌一样存在家中。鸡、鸭、鹅、牛、马、豚鼠等也常常引起过敏。医学专家提醒:有过敏史的病人不宜饲养有皮毛的动物,因为避免接触过敏源是最好的治疗和预防方法。为预防发生过敏性疾病,可采取以下有效措施防范宠物过敏:

①在养宠物前应先花些时间与别人的宠物相处一段时间,以确定是否对宠物过敏。

②应定期打扫家居,过敏者应戴防尘口罩或暂避室外;使用有合适滤网的吸尘器;尽量请他人将宠物带到室外梳理毛发;尽量请他人将宠

物用品带到室外敲打、冲洗和暴晒。

③尽量避免与宠物亲密接触，避免让宠物舔你。

④对皮毛过敏者最好不要饲养宠物。如果家中有宠物，也不要让它们上床；尽量不要让宠物进入卧室。

⑤家里应避免使用地毯和软垫，宜选择容易清洗的地板和家具。

⑥及时清理宠物的排泄物，并至少每周给宠物洗澡一次。

⑦避免进入可能有宠物的地方，如允许携带宠物入住的酒店等；避免入住曾经饲养宠物的住宅；避免使用或乘坐饲养宠物的人的汽车。

⑧如果一定要养宠物，建议养乌龟、金鱼或热带鱼等。

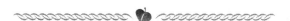

第五章　家庭急救常识

　　老年人发生意外是生命进程中的高概率事件。因此，老警官朋友自己及家人都应当学习和掌握一些相关的急救常识和技能，以便自己或他人发生意外情况时，能够沉着应对，妥善处理，为抢救生命赢得宝贵时间。通常掌握的知识越丰富，技能越娴熟，遇到意外时，处理的效果就会越好，付出的代价也会越小。

一、老年人易发急症与急救

　　在冬季，随着冷空气降临，寒冷的刺激和日夜温差的变化，许多老年疾病急性发作。据专家介绍，许多心肌梗死、中风和消化道大出血的老年患者，由于年龄都比较大，而且原本就有高血压或心脏病病史，发病时病情都较危重，不少人被送到医院时甚至心跳、呼吸骤停，神志昏迷，严重威胁生命。面对疾病的突然到来，如果我们及家人掌握一定的科学急救知识，就能在第一现场对病人进行及时有效的救治，也许结果就是生死之殊。

（一）老年人常见病的急救措施

　　现场急救是指在短时间内，对威胁健康的疾病所采取的一种紧急救护措施。我们老警官朋友及家人如能多了解些急救知识，在病发时能采用正确的急救措施，就能避免病情进一步恶化，甚至能转危为安，同时，为送医院治疗做好准备。

1. 中风急救

中风（包括脑出血、脑梗塞）是冬季多发疾病，年龄在45岁以上的中老年人，尤其是高血压、糖尿病患者，特别是在激动、紧张、失眠、过度脑力劳动或体力劳动及大便用力等情况下，如频频出现打哈欠、突发头晕或神志不清、手脚麻木、嘴角或某一肢体抽搐、一侧或四肢无力、讲话困难或失语，就应该想到是突发脑出血（脑溢血），也有些人虽症状较轻，仅表现为头痛、头晕、恶心，但也应予以足够重视。由于脑出血病人病情严重，死亡率高，要保持清醒头脑，立即进行相应处理，千万不可惊慌失措，让急救的黄金时间白白错过。近年来，国内外临床经验证明，脑出血病人的抢救，需要一定的医疗条件，除危重病人外，均应立即送病人到较近而且设备条件较好的医院治疗，可以降低死亡率和病残率。

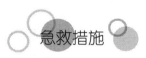 **急救措施**

①当病人突然在路旁、厕所或人多的地方昏倒，且自述有头痛、恶心、呕吐等症状时，首先要镇静，应小心将病人抬到卧室或宽敞的场所，让病人平卧，尽量减少不必要的搬动，立即拨打120急救电话。

②保持病人呼吸道通畅。把病人轻轻放平头抬高约15～30度并侧向一边，以免口腔分泌物及舌堵塞气道。要及时解开病人衣领、裤带，必要时将上衣用剪刀剪开，以减少对呼吸的阻力；有假牙者取下假牙；体位以侧卧位为宜，使口腔分秘物及呕吐物易于流出；如果病人心跳、呼吸骤停，应立即进行人工呼吸和胸外按压。

③如果病人神志清醒，应让病人静卧，并安慰病人，防止病人过度悲伤和焦虑不安。同时稍稍抬高头部，做一些肢体按摩，减轻颅内压力。

④出血病人病情严重，死亡率高，家人千万不要惊慌失措，要保持清醒的头脑，果断而迅速地护送病人到医院救治。对急性脑出血病人的处

理，以往唯恐在搬运和转送途中发生再出血和脑疝等危险，而过分强调就地治疗。

⑤尽量避免长途运送病人。急性期病人长时间运送，往往对病情不利，一方面耽误治疗，一方面运送途中的震动有可能加重脑出血，因此应该尽量送到就近的医院。运送途中，尽量减少病人身体及头部的震动，头部要有专人保护，担架要垫得厚一点儿，软一点儿，心情再急，送护车也要一路慢行。如果从楼上抬下病人，应头部朝上脚朝下，这样可以减少脑部充血。昏迷较深、呼吸不规则的危重病人，应待急救中心人员到达、病情相对稳定后再送往医院。

2. 冠心病急救

冠心病是冠状动脉性心脏病的简称。冠状动脉是供给心脏血液的血管，分左右两条环绕在心脏表面，当冠状动脉粥样硬化或痉挛时可引起心肌缺血。当劳累、饱餐、受寒和情绪激动时出现胸骨后或胸前区疼痛，或紧缩样疼痛向左肩、左上臂放射，伴有心慌、胸闷、心悸、压榨感甚至濒死感。

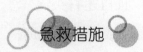 急救措施

①立即平卧，舌下含化硝酸甘油片，1~2分钟即能止痛，或含服消心痛1~2片，5分钟奏效，如患者情绪紧张，可口服安定一片。

②若当时无解救药，也可掐内关穴（前臂掌侧横纹上2寸，两条筋之间）。

③先不要随意搬动，不要急于就诊，如病情没有缓解，必须和急救中心联系。

3. 脑溢血急救

脑溢血多发于老年人，有高血压或糖尿病病史，过度疲劳或情绪激动常会诱发脑出血。症状：突然出现头痛、呕吐、意识模糊或昏迷；小便失禁，血压高，面色潮红或苍白；口角歪斜，一侧或双侧肢体瘫痪。

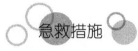
急救措施

①应立即让病人平卧,保持安静,避免搬动。

②松开衣领,头偏向一侧,保持呼吸道通畅,便于呕吐物的流出。

③有条件者应立即快速胸滴20%甘露醇250毫升。

④有条件的还应立即敷上冰块,以减轻脑水肿。

4. 心肌梗死急救

心肌梗死是指冠状动脉被血凝块堵塞,造成部分心肌严重缺血而坏死。经常出现的症状有:胸口剧痛,通常在休息后仍不病退;疼痛一般持续30分钟到数小时不等;疼痛可扩散到肩部、左手臂及下颌;患者常会出现恶心、呕吐、出汗、心律失常及呼吸困难的症状,甚至休克。有冠心病病史的老警官朋友一旦出现胸闷、胸痛、气促等症状,就要考虑到心肌梗死的可能。急性心肌梗死是一种比较严重的疾病。在发病的初始阶段,患者随时有发生猝死的可能。急性心肌梗死发病率高,死亡率高,早期识别、早期干预,效果较好。

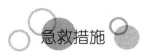
急救措施

紧急自救八字方针:静卧、吸氧、服药、呼救。

①让病人就地安卧,不要翻身,保持安静和情绪平和,周围的人也不要大声说话,并尽量减少搬动病人。千万不要立即送病人到医院,如急送病人至医院,人背、车拖,一路颠簸,易使病情恶化。

②吸氧:如有供氧条件,应立即让病人吸氧,同时速与急救联系。

③服药:如有家用常备药箱,比如硝酸甘油。含服硝酸甘油时,最好要测量患者血压,血压低于正常的患者慎用该药。或是阿司匹林。体重70公斤以下者首次口服200毫克,70公斤以上的患者口服300~325毫克。

④呼救:迅速拨打医疗急救"120"求助电话,同时要求有心电监护

和除颤设备的救护车。

⑤密切注意伤病者的呼吸、脉搏及意识，伤病者可能随时陷入昏迷状态及呼吸、心跳停止。心跳呼吸骤停者应立即进行人工呼吸和胸外按摩。

⑥不要自行送病人去医院，以免发生意外。

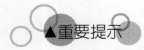

▲重要提示

①口服阿司匹林时要将药片嚼碎服下，这样药物吸收较快。

②急性心梗是一种非常危险的疾病，特别是在发病第一个小时内，是猝死的高发时间。因此该病发生后患者应原地休息和服药，等待急救人员到来，在经过现场治疗后在心电监护下去医院。患者千万不要自行去医院，以免发生严重后果。

5. 老年骨折急救

骨折是老年人的常见病、多发病，也是致残率较高的老年性疾病。据医学专家介绍，老年人最多见的是骨质疏松性骨折。尤其是冬季天气寒冷，衣着较厚，行动不便，如遇结冰或积雪路面，摔倒后就容易发生骨折。

老年骨折的应急救护：

①如果确认发生骨折，要本着先救命后治伤的原则，呼吸、心跳停止者立即进行心肺复苏。

②有大出血时，应先止血，再包扎，最后固定骨折部位。

③可以先用夹板固定，千万不要揉骨折处，以免骨折处错位。

④对于大腿、小腿和脊柱骨折，应就地固定，不要随便移动伤员。

⑤疼痛严重者，可服用止痛剂和镇静剂。先临时外固定后迅速送往医院。

⑥开放性骨折应先清创，再进行复位。

⑦小夹板固定后，应抬高患肢和注意血运，及时调整松紧度，定期

复查。

（二）家庭应急救护"六切忌"

①切忌惊慌失措。遇事沉着冷静，方能准确地应急处理。如遇到触电，绝对不能用手去拉扯电线，一定要先切断电源。用木棍、竹竿等绝缘物使病人离开电线，方可急救。

②切忌随意搬动。对于突然摔倒者，不能轻易搬动。如骨折、脑出血、颅脑外伤病人更忌搬动。

③切忌舍近求远。抢救伤病者，时间就是生命。特别是心跳呼吸骤停者，更不能远送抢救。

④切忌一律平卧。根据病情决定所卧体位。若心脏病喘息者，让其靠坐在椅子上；失去意识的病人让其平卧，头偏向一侧；脑出血病人让其平卧，取头高脚低体位；低血糖病人正好相反，让其平卧，取头低脚高体位。

⑤切忌胡乱处理。小而深的伤口不能草率包扎，伤者要去医院注射破伤风针；外伤后的腹部内脏脱出，切忌还纳腹部，应用干净纱布覆盖，以免引起感染。

⑥切忌乱服药物。如急性腹痛的病人，在没有明确诊断前，绝对不能服用止痛片，以防掩盖病情，延误治疗。

▲家庭紧急救护

呼吸停止，心搏存在者，就地平卧解松衣扣，通畅气道，立即口对口人工呼吸；心搏停止，呼吸存在者，立即做胸外心脏按压；呼吸、心跳均停止者，则应同时施行人工呼吸和心脏按压。

（三）怎样做"人工呼吸"

人体的呼吸功能主要是进行气体交换，由呼吸器官完成。吸进去的是氧气，呼出来的是二氧化碳，以维持身体新陈代谢的需要。一旦呼吸停止，人的生命很快就会失去。在生活中，难免会发生触电、溺水、中暑等意外事故，这些意外事故都可能导致呼吸停止。此时，就应及时进行人工呼吸，以争取时间挽救伤者。最简单而常用的人工呼吸方法是口对口吹气法。具体做法是：

①让病人脸朝上，头尽量后仰。

②用手捏住病人的鼻子，先吸一口气，然后用嘴对准病人的口腔，用力吹气然后把嘴移开，让吹进去的气被动地呼出来。这样有规律地吹入呼出，每分钟12~16次，直到病人恢复自主呼吸为止。

③人工呼吸必须与胸外按压心脏同时进行，因为呼吸停止，很快心脏也将停止跳动。

（四）老年人易患疾病的预防

我国人口老龄化的问题日益突出，老年人所占比例正在高速增长，我国已于1999年进入老龄化国家，预计到2025年我国人口中65岁以上的老年人所占比例可达15%。据调查，我国近半数以上老年朋友患有各种慢性躯体疾病，其中25%的老年朋友有不同程度的精神障碍。65岁以上的老年朋友情绪障碍发病率占12%~25%。如高血压、冠心病、脑中风、心肌梗死、阿尔兹海默病等都是老年朋友易患疾病。除一些药物预防和治疗外，笔者提倡通过改善我们老年朋友的饮食生活习惯以预防易患疾病。

①不反复食用同一食品，不偏食，摄食营养应当平衡（每天适量进食菌菇类食物，可以提高免疫力、抗癌、抗肿瘤、延缓老年痴呆的发生）。

②摄入食盐、食用油不过量（利用控盐勺、控油壶），不吃过热食物。

③不吃烧焦食品。

④不吃发霉的食物。

⑤避免饮食过量、过饱（可以选择少食多餐，每日吃四餐）。

⑥不嗜酒，不过度饮酒，不吸或少吸烟。

⑦摄食适量的维生素A、维生素C和维生素E，多吃富含纤维素的

食品。

⑧不过度受太阳曝晒。

⑨避免过度劳累。

⑩保持身心愉快。

生命在于运动，尤其是老年朋友，更应该加强运动，从而预防阿尔兹海默病的产生。最新研究成果显示，经常运动可降低患阿尔兹海默病的风险。

预防阿尔兹海默病的安全建议：

①多吃水果蔬菜有助于预防阿尔兹海默病。

②多吃鱼有助于预防阿尔兹海默病。

③多喝茶有助于防治阿尔兹海默病。

④经常运动，维持健康的体重有助于降低阿尔兹海默病的发病概率。

⑤远离香烟有助于远离阿尔兹海默病。

⑥多读书看报，不断学习，扩大知识面，有助于保持大脑活跃，可预防阿尔兹海默病。

⑦常听听音乐有助于防治阿尔兹海默病。

⑧经常参加休闲活动有助于大脑保持活跃状态，可降低阿尔兹海默病的风险。

⑨老年朋友经常上网有助于大脑活跃，可以预防阿尔兹海默病。

⑩从事复杂工作有助于远离阿尔兹海默病。

⑪乐观情绪可降低阿尔兹海默病的发病概率。

⑫防治糖尿病有助于降低阿尔兹海默病的发病率。

⑬老年朋友少量喝红酒有助于预防阿尔兹海默病。

⑭常吃咖喱能够降低阿尔兹海默病的发病率。

⑮服用复合制剂。可以到中国阿尔茨海默病协会官网"治痴呆网"

查询或是咨询专家。

⑯当您在家看电视时，不妨多看点儿童节目，轻松快乐的少儿节目，能激发老人潜在的童心，使其回忆起朝气蓬勃且有纪念意义的往事。有时，甚至会促使我们老警官朋友萌生某些创造性的想法，从而更加丰富我们老警官朋友的老年生活。

（五）家庭用药安全

俗话说："是药三分毒。"药物能治病，又能致病，特别是那些常年吃药的老年朋友更要注意用药安全。

1. 防止误服

药物一定要有特殊标记。要有标签或说明书，遵嘱服用。凡无标签或说明书的应及时注明，未作标示的药物应抛弃不用。定期检查过期、发霉、变色、变质、变味的药物，并及时清除掉。

2. 不得超量

所谓掌握规律，一是用药剂量要从小剂量开始，如果无效再逐渐加大到最大允许量。二是掌握老年朋友的用药规则。他们要减量，切不可服用同青壮年一样的剂量。千万别把药物的不良反应误认为是疾病本身的加重，从而再加大药物剂量，以求疗效。这样做是会出现致命危险的。

3. 当心"药瘾"

许多老年朋友自认为是"大半个医生"了。因此吃起药来，无拘无束，特别喜欢多种药品混合服用。须知，"药瘾"是当今世界出现的一种新型病。研究表明，同时接受1~5种药物的患者中，18%的人受到药物毒性副作用的危害；同时服用5种以上药品的患者中，发生药毒反应者高达80%以上。

4. 避免长期服药

据美国1978年《科学年鉴》记载，在20世纪70年代末，美国食品和药物管理局就曾对美国市场上流行的5万多种治疗伤风感冒、咳嗽、哮喘的药物进行了一次验证，结论是除了个别成分有减轻症状的作用外，对于感冒，没有一种是有效的。应当多采用非药物疗法（运动、针灸、理疗、水疗等）治疗；食疗胜于药疗，病愈药止。

5. 备加关照

对80岁以上身体多病、神经衰弱或精神紊乱、身患恶性疾病的老年朋友，我们老警官朋友的家人或朋友应给予特殊关照，以免滥用或多服药物，造成药害。

二、求救电话早设置

为了应付日常生活中发生的突发事件，我们老警官朋友一定要学会掌握一些基本的自救方法。在平时，要记住一些常用救助电话号码及用途，或者让家人将应急电话号码设置为一键通，要有意识训练自己的自救能力。当自己处于险境，发生急病或自己无法解决的突发事件时，都应拨打紧急救助电话，这是一项必备的生活安全技能。

（一）必须知道的紧急求救电话

内地的求救电话是：110 报警电话，119 火警电话，112 紧急救难电话，120医疗急救电话，122 交通事故电话，12395 海上遇险求救电话；香港的求救电话是：999；澳门的求救电话是：000；中国台湾地区的求救电话是110或119。

（二）正确拨打求救电话

拨打求救电话时，应保持镇静，讲话要清楚，分清主次。说明灾害事故的性质、发生时间、地点和严重程度，并告诉对方自己的姓名和联系方式。注意手机一定要放在醒目的位置，因为医生可能会随时联系您。

（三）国际紧急求救电话

美国、加拿大的求救电话是911。日本的求救电话是110或119。新加坡：火警995，救助警察999，联系救护车999。欧洲常用紧急求助电话：112（包括奥地利、比利时、丹麦、芬兰、德国、希腊、法国、爱尔兰、意大利、荷兰、挪威、波兰、葡萄牙、西班牙、瑞典、瑞士、土耳其、英国等国家）。

【旅外国人救助】全球免付 800-0885-0885（24 小时接听）。

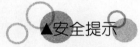

▲安全提示

绝大多数使用GSM手机网络的系统，发生紧急情况时，只要在手机有电的状况下，就算手机信号微弱，或者手机没有插入移动电话卡或被锁定，仍可免费直拨"112"发出求救信号，直接跨网经由其他移动电话网络，语音应答系统就会为求援者转接至国家的紧急救助电话中心。

三、老年健康安全施救"四不得"

当我们老警官朋友突然发生急症时，家人往往会因惊慌失措而错误频出。这就要求家人在平时多掌握一些突发病症救护常识，给医生抢救创造有利的条件，避免发病时手忙脚乱，耽误最佳的救治时间。据医学专家介绍，老年朋友发生急症时，我们的家人应该切记以下"四不得"。

（一）中风患者"慢不得"

张大爷是糖尿病患者，一天早晨起床时，感到手脚麻木，并伴有口眼歪斜，视力模糊和说话不清楚等症状，其家人并没有在意，到吃晚饭时，张大爷突然摔倒并失去记忆，家人这才慌了手脚，将张大爷送到医院。经医生诊断张大爷患的是缺血性脑中风，由于张大爷发病时间已经过去12个小时，错过了溶栓治疗的最佳时机，只能接受身体偏瘫的后果了。

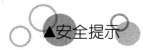

▲安全提示

因脑血栓形成的脑梗塞等中风，大多在夜间睡眠血流减慢时发生，有些老年中风患者仅有言语不清或肢体轻瘫，且老年中风患者多数意识清楚。中风患者一定要在发病后的6个小时之内得到治疗，一旦错过了这个时机，再去疏通患者堵塞的脑血管，就会错失溶栓治疗的最佳时机。脑组织可能因为缺血时间过长而发生各种中风后遗症。因此，对于中风患者的治疗，关键是治疗及时，不能错失良机。

（二）脑溢血患者"颠不得"

脑出血的患者大多数都有心绞痛、高血压或脑血管病史，如果在突然发病搬运的过程中颠簸太厉害就可能加重脑出血，造成猝死。所以，发生脑出血的老年人应立即平卧、避免震动、就近治疗，不宜长途搬运。待病情稳定后再转院治疗，如果必须搬运应尽量保持车辆、担架平稳，保持头部不要晃动，同时还应将患者的头歪向一侧，以便使呕吐物流出，以免气道阻塞引起窒息。

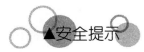

▲安全提示

老年朋友突发脑溢血时，应尽量使其保持平卧的姿势，避免震动，并应采取就近治疗的原则，不宜长途搬运患者。如果必须搬运患者，也应尽量保持其头部的稳定，减少其震动。在搬动的过程中还应将患者的头歪向一边，使其口腔内的呕吐物易于流出，以防止因呕吐物阻塞呼吸道而导致患者窒息。如条件允许在患者刚发病时就应将冰袋敷在患者的头部，以减轻其脑部的水肿。

（三）哮喘患者"背不得"

李大爷长年患有慢性喘息型支气管炎。一次，因天气骤冷，李大爷突发哮喘病，呼吸困难，其子见状赶忙将他背到医院抢救，然而，被背到医院时老人已停止了心跳。据医生分析，是"背送"这一不当的急救转移行为加速了李大爷的死亡。

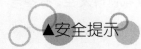
▲安全提示

患哮喘的老年朋友因支气管痉挛、通气量不足常有呼吸困难的症状。哮喘病发作时，患者由于呼吸困难，胸腹部的呼吸肌会最大限度地工作，以缓解体内重要器官的缺氧。如果采用背的方式运送患者，会因胸腹部受压加重呼吸困难，限制患者呼吸肌的运动，因而导致患者体内进一步缺氧，甚至会造成其呼吸衰竭、心跳停止。正确应对老年朋友突发哮喘的方法是：让患者保持坐位或半卧位姿势，将其领扣、裤带全部松开，并清除其口中的分泌物，以保持患者呼吸道通畅（若身边有气管扩张气雾剂应立即让患者吸入）。待患者病情稳定后，再用担架或靠背椅将其送往医院。

（四）心脏病患者"动不得"

患心脏病的老年人如果因劳累、情绪激动等突然出现心慌、气短、胸闷或胸部压榨样痛等症状时，请千万不要搬动他，应立即打电话向120急救中心求救。在医生未到之前，家人可给患者舌下含服硝酸甘油片。患者心跳、呼吸骤停时，家人可采取人工呼吸、胸外心脏按压等复苏急救措施。但对患者切忌随便搬动或变换体位，以免加重心脏病变，甚至导致心跳骤停。

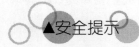
▲安全提示

患心脏病的老年朋友，若心绞痛发作且伴有大汗、心律不齐、气促时，一是要立即向"120"呼救；二是不要让家人随意搬动自己，要尽量使自己平卧休息，保持呼吸道通畅；三是要含服消心痛或硝酸甘油等药物；四是要保持呼吸道通畅。

除了病人心脏、呼吸骤停家人要立即进行心脏复苏（人工呼吸加心外按压）抢救以外，其他症状的心脏病患者，不要去动他，在家中等候医生上门急救。

老警官朋友可以通过登录北京市卫生局网上预约挂号平台（http://www.bjguahao. gov. cn/comm/）进行挂号。注册登录后可选择医院和科室、日期和医生，填写完预约信息和验证码后收到预约成功的短信通知，可根据通知届时到医院就诊，也可以通过拨打114来进行电话预约挂号。

第五章　家庭急救常识

附录一

北京市三级甲等医院电话预约挂号、网络预约挂号一览表

医院名称	特色	地　址	电话
海淀区			
中国人民解放军总医院		复兴路28号	010-66936619
中国中医科学院西苑医院	中医	西苑操场1号	010-62875599
首都医科大学 附属北京世纪坛医院		羊坊店 铁医院路10号	010-114(预约挂号) 010-63925588(总机)
中国人民解放军304医院		阜成路51号	0110-66010813129
中国人民解放军 海军总医院		阜成路6号	010-66958114(总机) 010-66958294(服务台)
中国人民解放军309医院		黑山扈路 甲17号	010-67002630(预约挂号) 010-66775029(总机)
中国人民解放军406医院		北洼路北口	010-81988888
北京大学第三医院		花园北路49号	010-82266688(总机)
武警总医院		永定路69号	010-57976688
北京大学口腔医院	口腔	中关村 南大街22号	010-62179666/65(预约挂号) 010-62179977(总机)
中国人民解放军 空军总医院		阜成路30号	010-68489948
北京大学肿瘤医院	肿瘤	阜成路52号	010-114(预约挂号) 010-88121122(总机)
北京大学第六医院	精神	海淀花园 北路51号	010-82806151(预约挂号)　010-82801984(查询)

老有所医

医院名称	特色	地 址	电 话
西城区			
北京大学第一医院		西什库大街8号	010-114(预约挂号) 010-83572211 (北大医院总机)
北京大学人民医院		西直门南大街11号(新院) 阜内大街133号(老院)	010-114(预约挂号) 010-88326666(新院总机) 010-66583666(老院总机)
中国医学科学院阜外心血管病医院	心血管	北礼士路167号	010-114(预约挂号) 010-88398866(总机)
首都医科大学宣武医院	神经内科	长椿街45号	010-114(预约挂号) 010-83198899(总机)
北京儿童医院	儿科	南礼士路56号	010-114(预约挂号) 010-59616161(咨询)
积水潭医院	骨科	新街口东街31号	010-114(预约挂号) 010-58516688(总机)
中国中医科学院广安门医院	中医	广安门内北线阁5号	010-114(预约挂号) 010-83123311(咨询)
首都医科大学附属北京友谊医院		永安路95号	010-114(预约挂号) 010-63014411(总机)
中国人民解放军第二炮兵总医院		新外大街16号	010-66343114(总机) 010-66343144(咨询)
北京大学妇产儿童医院	妇幼	西安门大街1号	010-83572211(总机)
北京安定医院	精神	德胜门外安康胡同5号	010-114(预约挂号) 010-58303206(门诊)
中国人民解放军305医院		文津街甲13号	010-63094213(医务部) 010-66799094(挂号室)

附录一

医院名称	特色	地　址	电话
朝阳区			
中日友好医院		樱花东路2号	010-114(预约挂号) 010-84205566(总机)
北京朝阳医院	呼吸	工人体育场 南路8号	010-114(预约挂号) 010-85231000(查号)
安贞医院	心血管	安贞路2号	010-114(预约挂号) 010-64412431(总机)
中国人民解放军306医院		安翔北里9号	010-66356729(总机)
医科院肿瘤医院	肿瘤	潘家园 南里17号	010-114(预约挂号) 010-67781331(总机)
首都医科大学 附属北京妇产医院	妇产	姚家园路 251号	010-114(预约挂号) 010-85976699(总机)
首都儿科研究所 附属儿童医院	儿科	雅宝路2 （总院） 月坛南街1号 （月坛门诊部）	010-114(预约挂号) 010-85695555(总机)
中国中医科学院望京医院	中医	花家地街 望京医院	010-64720883(预约挂号) 010-84739114(查号)
北京地坛医院	传染科	京顺东街8号	010-114(预约挂号) 010-84322000(总机)
东城区			
北京协和医院	·	东城区东单 帅府园1号	010-114(预约挂号) 010-69156114(总机)
首都医科大学 附属北京天坛医院	神经 外科	北京市东城区 天坛西里6号	010-67002600(预约挂号) 010-67096611(总机)
北京同仁医院	眼科、 耳鼻喉 科	东交民巷1号 （西区） 崇文门内 大街8号(东区)	010-114(预约挂号) 010-58269911(总机)

老有所医

医院名称	特色	地　址	电话
北京医院		东单 大华路1号	010-85133232(预约挂号) 010-85132266(总机)
北京军区总医院		东四十条 南门仓5号 （西院） 东三环麦子店 （东院）	4006120115(预约挂号) 010-66721629(总机)
首都医科大学 附属北京中医医院	中医	美术馆后街 23号	010-114(预约挂号) 010-52176677(总机)
北京中医药大学 东直门医院	中医	海运仓5号	010-114(预约挂号) 010-84013212(院办)
北京口腔医院	口腔	天坛西里4号 （天坛部） 锡拉胡同11号 （王府井部）	010-114(预约挂号) 010-67099114(咨询)
北京军区总医院 附属八一儿童医院	儿科	东四十条 南门仓5号	010-66721186
丰台区			
北京中医药大学东方医院	中医	方庄芳星园 一区6号	010-67618333(预约挂号) 010-67689655(咨询)
北京佑安医院	传染科	右安门外 西头条8号	010-114(预约挂号) 010-83997599(总机)
中国人民解放军302医院	传染科	西四环 中路100号	4006111302
中国人民解放军307医院		东大街8号	010-66947114（总机） 010-66947080（挂号室）
北京博爱医院	康复科	角门北路10号	010-67563322(总机)

附录一

医院名称	特色	地　址	电话
石景山区			
北京朝阳医院京西院区		北京市石景山区京原路5号	010–51718319/29(预约挂号) 010–51718087(门诊)
中国医学科学院整形外科医院	整形科	八大处路33号	010–88772233(预约挂号)
通州区			
北京胸部肿瘤结核病医院	肿瘤、结核	马厂97号	010–114(预约挂号) 010–89509000(咨询)
昌平区			
回龙观医院	精神	西三旗桥北800米向东300米	010–114(预约挂号) 010–62715511(总机)
大兴区			
北京同仁医院南区		经济技术开发区西环南路2号	010–58266699(总机)

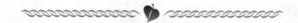

老有所医

附录二

常用电话表

序号	电话名称	电话号码	电话所属分类
1	110报警服务电话	110	特种服务电话
2	119火警报警电话	119	特种服务电话
3	122交通事故报警电话	122	特种服务电话
4	北京医疗急救指挥中心电话	120	特种服务电话
5	999救援中心电话	999	特种服务电话
6	电话号码查号台	114	特种服务电话
7	天气预报电话	12121	特种服务电话
8	森林火警报警电话	12119	特种服务电话
9	北京网通电话报修台	112	特种服务电话
10	北京市卫生局便民服务热线	12320	健康咨询和医疗服务
11	疾病预防控制中心热线	64407018	健康咨询和医疗服务
12	北京市残疾人法律咨询热线	63586746	健康咨询和医疗服务
13	性病艾滋病防治协会咨询热线	62275550	健康咨询和医疗服务
14	北京市自来水集团客户服务中心	96116	生活服务热线
15	社区服务热线	96156	生活服务热线
16	供电报修咨询电话	95598	生活服务热线
17	北京市燃气公司报修及服务热线	96777	生活服务热线
18	歌华有线电视客户服务中心	96196	生活服务热线
19	医疗保险查询电话	96102	生活服务热线

序号	电话名称	电话号码	电话所属分类
20	养老保险咨询电话	12333	生活服务热线
21	城管热线	96310	生活服务热线
22	供暖服务热线	62357575	生活服务热线
23	气象灾害灾情报告热线	8006101121	生活服务热线
24	希望工程北京捐助中心	66110001	生活服务热线
25	中国红十字会捐助热线	95139999	生活服务热线
26	养生堂药店免费送药部	51269951	生活服务热线
27	殡仪服务中心	62141444	生活服务热线
28	中国网通北京客服中心	10060	生活服务热线
29	中国移动北京客服中心	10086	生活服务热线
30	中国联通北京客服中心	10010	生活服务热线
31	中国电信北京客服中心	10000	生活服务热线
32	中国铁通北京客服中心	10050	生活服务热线
33	中国邮政北京客服中心	11185	生活服务热线
34	市政府便民电话	12345	政府机关投诉举报电话
35	北京市工商局消费者投诉热线	12315	政府机关投诉举报电话
36	北京市消费者协会咨询投诉电话	96315	政府机关投诉举报电话
37	环保举报热线	12369	政府机关投诉举报电话
38	北京市发展和改革委员会价格举报电话	12358	政府机关投诉举报电话
39	北京市地方税务局纳税服务热线	12366	政府机关投诉举报电话
40	北京市交通委员会便民电话	68351150	政府机关投诉举报电话

老有所医

序号	电话名称	电话号码	电话所属分类
41	北京市公安局 限制养犬举报电话	69738604	政府机关 投诉举报电话
42	北京青年报新闻热线	65902020	新闻热线
43	北京日报曝光台	85201846	新闻热线
44	新京报新闻热线	67106666	新闻热线
45	北京电视台新闻热线	13901234567	新闻热线
46	京华时报新闻热线	64656611	新闻热线
47	北京晨报新闻热线	96101	新闻热线
48	法制晚报新闻热线	58635863	新闻热线
49	人民日报新闻热线	65368114	新闻热线
50	光明日报新闻热线	67078111	新闻热线
51	法制日报新闻热线	84772288	新闻热线
52	中国青年报新闻热线	64098287	新闻热线
53	交通服务热线	96166	交通咨询
54	北京地铁服务热线	68345678	交通咨询
55	出租汽车叫车电话	68373399	交通咨询
56	北京站问讯处	51019999	交通咨询
57	北京西站问讯处	51826273	交通咨询
58	北京南站问讯处	51867182	交通咨询
59	北京北站问讯处	51866223	交通咨询
60	首都机场问讯电话	64541111	交通咨询
61	铁路信息查询台	51821114	交通咨询
62	中国人民财产保险公司	95518	保险服务热线
63	中国人民人寿保险公司	4008895518	保险服务热线
64	中国人民健康保险公司	4006695518	保险服务热线

附录二

序号	电话名称	电话号码	电话所属分类
65	中国人寿保险公司	95519	保险服务热线
66	太平洋保险公司	95500	保险服务热线
67	新华保险公司	95567	保险服务热线
68	泰康保险公司	95522	保险服务热线
69	中国平安保险公司	95511	保险服务热线
70	天安保险公司	95505	保险服务热线
71	中国银行服务热线	95566	金融服务热线
72	工商银行服务热线	95588	金融服务热线
73	建设银行服务热线	95533	金融服务热线
74	北京银行服务热线	96169	金融服务热线
75	光大银行服务热线	95595	金融服务热线
76	农业银行服务热线	95599	金融服务热线
77	招商银行服务热线	95555	金融服务热线
78	交通银行服务热线	95559	金融服务热线
79	民生银行服务热线	95528	金融服务热线
80	华夏银行服务热线	95577	金融服务热线
81	广东发展银行服务热线	95508	金融服务热线
82	上海浦东发展银行服务热线	95528	金融服务热线
83	中信银行服务热线	95558	金融服务热线
84	深圳发展银行服务热线	95501	金融服务热线
85	兴业银行服务热线	95561	金融服务热线
86	工银瑞信基金管理有限公司	65179888	债券股票服务热线
87	上投摩根基金管理有限公司	68016655	债券股票服务热线
88	华宝兴业基金管理有限公司	64568888	债券股票服务热线

老有所医

序号	电话名称	电话号码	电话所属分类
89	易方达基金管理有限公司	66574378	债券股票服务热线
90	诺安基金管理有限公司	65863688	债券股票服务热线
91	广发基金管理有限公司	68083077	债券股票服务热线
92	华安基金管理有限公司	66219999	债券股票服务热线
93	中信投资股票有限公司	51663567	债券股票服务热线
94	招商基金管理有限公司	88092709	债券股票服务热线
95	瑞丰股票投资有限公司	51296225	债券股票服务热线
96	工银瑞信基金管理有限公司	65179888	债券股票服务热线

附录二

后　记

　　参加本书编写的有公安部退休干部徐雅雅、公安部离退休干部局主治医师翟玉峰、山东省平度市公安局民警代选民。本书在编写过程中,先后组织了两次由公安部离退休干部局领导和公安部离退休干部代表、中国人民公安大学离退休工作处和公安部第一研究所离退休工作处负责人,以及有关专家、学者参加的研讨会,反复论证写作大纲,确立作者分工,成稿后又广泛征求离退休老警官的意见。

编者

2013年1月